PSYCHIATRISCHE SYSTEMATIK

IHRE ENTWICKLUNG IN DEUTSCHLAND
SEIT KAHLBAUM

VON

WOLFGANG DE BOOR

PRIVATDOZENT FÜR PSYCHIATRIE UND NEUROLOGIE
AN DER UNIVERSITÄT KÖLN

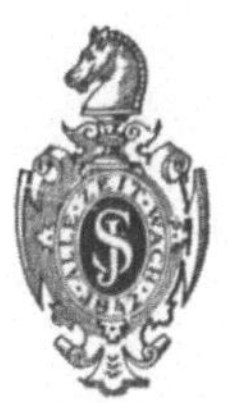

SPRINGER-VERLAG

BERLIN · GÖTTINGEN · HEIDELBERG

1954

ISBN 978-3-642-52665-7   ISBN 978-3-642-52664-0 (eBook)
DOI 10.1007/978-3-642-52664-0

Vorwort.

Eine wissenschaftsgeschichtlich orientierte Darstellung der „Psychiatrischen Systematik" mag als trockene, klinikferne oder überflüssige Aufgabe erscheinen. Vergegenwärtigt man sich aber, daß in den täglichen Konferenzen der psychiatrischen Kliniken und Anstalten bei *jeder* Aufnahme und Entlassung Probleme der „Psychiatrischen Systematik" aktuell werden, so wird man nicht nur die Neigung, sondern auch die Notwendigkeit verstehen können, die *Entwicklung* der diagnostischen Termini, mit denen wir täglich arbeiten, kennen zu lernen.

Wir versuchten, die Bemühungen *dreier* Generationen um die begrifflich saubere Ordnung der in Klinik und Forschung gewonnenen Beobachtungen chronologisch darzustellen. Daß wir heute mit Hilfe klarer, differentialdiagnostisch zielstrebig gerichteter Fragestellungen für jede psychische Abnormität einen annähernd übereinstimmenden „Ort" im System der speziellen Psychiatrie finden können, ist ein Resultat dieses im einzelnen gar nicht mehr überschaubaren Ringens um *Ordnung*. Eine Besinnung auf die Arbeit an der Bildung psychiatrischer Begriffe sollte alle erfüllen, die heute in der Lage sind, die Klassifizierung im klinischen Alltag nosologisch befriedigend zu vollziehen.

Die Durchführung der mir 1948 von Kurt Schneider gestellten Aufgabe, den Gang dieser Entwicklung seit 1863 — dem Jahr der grundlegenden Publikation von K. L. Kahlbaum — darzustellen, hat mir ein eindrucksvolles Bild von der geistigen Leistung all der Autoren vermittelt, deren Bemühungen uns nicht nur eine weitgehende, schnelle *Verständigung* in der täglichen klinischen Arbeit ermöglichen, sondern auch die Voraussetzungen zu jeder *wissenschaftlichen* Tätigkeit in der Psychiatrie schufen.

Meinem verehrten Lehrer, Herrn Professor Kurt Schneider, der so maßgeblich an der *Ordnung* in der klinischen Psychiatrie mitgewirkt hat, möchte ich an dieser Stelle meinen besonderen Dank für die Überlassung des Themas aussprechen. Herrn Professor Werner Scheid danke ich für viele kritische Anregungen und Hilfen bei Durchsicht des Manuskriptes. Die Arbeit wurde 1950 von der Medizinischen Fakultät der Universität Köln als Habilitationsschrift angenommen.

Köln, im April 1954   W. de Boor

Inhaltsverzeichnis.

Einleitung.

Zu den für die Kenntnis des Spezifisch-Menschlichen besonders aufschlußreichen Ergebnissen der Kinderpsychologie gehört die Feststellung einer ebenso natürlich anmutenden wie fundamentalen, letzten Endes aber unerklärbaren Tatsache: um die Wende des ersten Lebensjahres macht der heranwachsende Mensch die Erfahrung, daß die Dinge *Namen* haben und daß man sich mit Hilfe dieser Namen *verständigen* kann. Diese, zuerst nur auf wenige Gegenstände beschränkte Erfahrung, die das Kind in einem autonomen Akt vollzieht, erweitert sich und erschließt mit zunehmender Entwicklung ständig neue Erfahrungsbereiche. Während zunächst nur Objekte benannt werden, die der unmittelbar möglichen Erfahrung zugänglich sind, schließt sich später die Namengebung für schwierige und zusammengesetzte Dinge, für Abläufe und Funktionen an. Mit dem ersten Aufgehen der „Nenn- und Darstellungsfunktion" der Sprache beginnt im Menschen ein Wissens- und Erkenntnisdrang, dessen Grenzen neben der individuellen, durch den Intellekt gegebenen Beschränkung nur durch die Grenzen des menschlichen Verstandes an sich gezogen sind.

Schließlich fragt der Mensch nach den Vorgängen, die *hinter* den Erscheinungen stehen. In diesem Bereich ist eine anschauliche und allgemeiner verbindliche Namengebung ebenso schwierig wie zur Verständigung notwendig. Die Wissenschaft verfährt grundsätzlich in ähnlicher Weise wie der heranwachsende Mensch, der die Dinge seiner Umgebung lernend erkennt und dann zu benennen versteht. Die Einzelwissenschaft begrenzt den Bereich der Gegenstände, die sie untersucht und gelangt so, unter Vermehrung des Gesamtwissens, zu gründlicheren Kenntnissen.

Die *Zunahme des empirischen Materials* erfordert in allen Wissenschaftszweigen eine *Ordnung* der beobachteten Phänomene. Diese Ordnung und Systematisierung dient sowohl der Verständigung in der Praxis, als auch den Bedürfnissen der Didaktik; sie ist darüber hinaus ein Gradmesser für den jeweiligen Stand der Forschung und des Gesamtwissens.

Auch in der *Psychiatrie*, einer Wissenschaft, die der Erkennung, Erklärung, Verhütung und Heilung seelischer Abnormitäten dient, läßt sich der hier skizzierte Gang der Entwicklung bei der Bewältigung ihres empirischen Materials feststellen. Während sich die Ärzte der „vorklinischen" Ära der Psychiatrie meist mit der Schilderung seelisch abnormer Zustände begnügten und allenfalls sinnfällige Namen für

die Zustände fanden, die sich der unvoreingenommenen Beobachtung
immer wieder boten, versuchte man später, die mit Hilfe der einfachen
Methode der Registrierung gewonnenen Beziehungen zu vertiefen und
die Summe der Erfahrungen in einem *System* zusammenzufassen.

Bereits in der Antike wurden die Namen Manie und Melancholie
benutzt. KAHLBAUM bezeichnet diese Namen als „zeitlose Typen".
Mit diesen ersten Ordnungsbegriffen arbeitete auch das Mittelalter.
Eine Systematisierung des Wissens versuchte erst nach Beginn der
Neuzeit der Schweizer Arzt FELIX PLATER (1537—1614). Während vor
ihm niemand daran dachte, die Krankheit nach bestimmten Ordnungs-
prinzipien zu klassifizieren, brach er mit dem naiven Prinzip, die verschiedenen Krankheiten den Regionen des Körpers folgend zu schildern
und versuchte so, die Krankheiten nicht nach ihrem Sitz, sondern nach
ihrer „Natur" zu ordnen. Der Wert seines Systems liegt in den einzelnen, empirisch gefundenen und nebeneinander gestellten Arten[1]. In
seinen „Observationes" zeigt sich der Urtyp der erst zwei Jahrhunderte
später voll gültigen klinischen Betrachtungsweise. Mit Recht nennt
KAHLBAUM ihn den „Vater der klinischen und psychiatrischen Klassifikation".

In einer 1863 erschienenen Publikation hat KAHLBAUM von PLATER
ausgehend einen Überblick über die Klassifikationsversuche der für ihn
neuesten Zeit (seit 1800) gegeben. Eine „psychiatrische Systematik"
der Zeit vor 1880 hatte 1830 der Würzburger Kliniker J. B. FRIEDREICH
in seinem „Versuch einer Literärgeschichte der Pathologie und Therapie
der psychischen Krankheiten" publiziert. In einem umfassenden Überblick stellte er die Lehre von den psychischen Erkrankungen von der
Antike bis zu den Spekulationen des 18. Jahrhunderts über das Leib-
Seele-Problem dar. Das Buch bedeutet einen ersten Rechenschafts-
bericht über die vielseitigen Bemühungen, Ordnung in eine fast unüber-
sehbare Fülle von Beobachtungen und Erwägungen zu bringen.

In die geistesgeschichtliche Situation um die Mitte des 19. Jahr-
hunderts, also in die Periode des Überganges von der „romantischen
Psychiatrie" zum klinischen Empirismus führt eine Studie von J. BO-
DAMER ein, in der er den geistesgeschichtlichen Strömungen nachgeht,
wie sie sich in den drei ersten Jahrzehnten der ab 1844 erschienenen
„Allgemeinen Zeitschrift für Psychiatrie" kundtun.

---

[1] I. Mentis imbecillitas (etwa den angeborenen oder erworbenen *Schwachsinns-*
zuständen entsprechend). — II. Mentis consternatio (hier werden die vorwiegend
mit Bewußtseinsstörungen verbundenen Krankheiten aufgezählt). — III. Mentis
alienatio (die „eigentlichen" Psychosen, Manie, Melancholie, aber auch eine „hallu-
cinatio Paraphrosyne" genannte Gruppe, die dem Schizophrenie-Syndrom sehr
nahe kommt.) — IV. Mentis defatigatio (hier ordnet PLATER „bloße Symptome
psychischer Störungen, aber keine an sich krankhaften Seelenzustände" ein, wie
HEINROTH 1818 treffend bemerkte).

Es ist nun ein erstes Ziel der vorliegenden Studie, die neuen Wege zu zeigen, die KAHLBAUM einschlug, nachdem alle bisherigen Einteilungsversuche zu keinem befriedigenden Ergebnis geführt hatten.

Die von KAHLBAUM geschaffenen Methoden zur Ordnung des empirischen Materials führen in gerader Linie zur Position der heutigen Psychiatrie. Von den zahlreichen Abweichungen und Versuchen anderer Psychiater, eigene Wege zu gehen, soll nur so viel mitgeteilt werden, wie zum Verständnis der Gesamtentwicklung erforderlich ist. Die Fülle des historischen Materials läßt nur eine Berücksichtigung der Ordnungsversuche zu, die den Gang der Entwicklung entscheidend beeinflußt haben.

Vor einer kurzen Darstellung der wissenschafts-geschichtlichen Situation der Psychiatrie in der Zeit, als KAHLBAUM Privatdozent an der Universität Königsberg wurde (1863), sei noch etwas Grundsätzliches zur Terminologie gesagt, die das sprachliche Fundament jeder Systembildung ist.

Die Termini der Wissenschaft, in denen die *Begriffe* ihren sprachlichen Ausdruck mit Hilfe von Worten finden, dienen zur Abgrenzung der Begriffe untereinander im menschlichen Verkehr. Das begrifflich Erfaßbare von Gegenständen — und auch der gesunde wie kranke Mensch wird bei wissenschaftlicher Betrachtung zum „Gegenstand" — kann durch eine besondere Denkoperation („Ideierende Abstraktion") zu einem selbständigen Denkgegenstand gemacht werden. Durch diese Abstraktion wird das am Einzelfall begrifflich Erfaßbare allgemein und universal. Während der platonische Begriffsrealismus lehrt, daß das Allgemeine als Idee schon *vor* den Einzeldingen ist, betrachtet der Nominalismus das Allgemeine als einen bloßen Namen, der eine Klasse ähnlicher Dinge bezeichnet. Es muß vorausgeschickt werden, daß wir durchweg auf dem Boden des Nominalismus stehen und die Bildung medizinischer Begriffe nur aus und an dem gegebenen empirischen Material für möglich halten. Es gibt also für uns nicht, um ein Beispiel zu nennen, die Idee der Schizophrenie, sondern nur kranke Menschen, deren abnormes Verhalten die Möglichkeit zur Bildung des empirischen Krankheitsbegriffes „Schizophrenie" bot.

In der „romantischen Psychiatrie" der Vor-Somatiker (IDELER, HEINROTH) gab es dagegen einen metaphysisch orientierten Krankheitsbegriff, der Schuld und Entscheidung in sich aufnahm und in den Krankheiten die Äußerungen eines transzendenten, den Gesetzen der organischen Natur nicht unterworfenen Wesens sah (besonders auch KIESER). Damit wurden die körperlichen Begleiterscheinungen der Geisteskranken Epiphänomene und blieben außerhalb des wissenschaftlichen Interesses. Manche Strömungen in der modernen Medizin (u. a. v. WEIZSÄCKER) weisen auf eine Neubelebung dieses spekulativen

Krankheitsbegriffes hin, in den metaphysische Begriffe wie Schuld oder Freiheit aufgenommen werden.

An mehreren Erscheinungen soll nun die wissenschaftliche Situation beleuchtet werden, in der sich die deutsche Psychiatrie befand, als Kahlbaum seinen grundlegenden Ordnungsversuch publizierte. Die jahrzehntelangen Auseinandersetzungen zwischen der spekulativen und der naturwissenschaftlichen Psychiatrie waren abgeschlossen, sie endigten mit einem eindeutigen Sieg der „Somatiker", die in Griesinger ihren souveränen Repräsentanten fanden. Die somatische Forschung außerhalb der Psychiatrie hatte grundlegende Entdeckungen aufzuweisen, Broca hatte 1861 das motorische Sprachzentrum entdeckt, Helmholtz veröffentlichte 1862 die „Lehre von den Tonempfindungen", der wenige Jahre später die „Physiologische Optik" folgte. Im Anschluß an die Arbeiten von H. M. Romberg und die der französischen Schule (Cruveilhier, Duchenne de Boulogne) war C. Westphal 1863 mit der endgültigen Festlegung des Krankheitsbildes der Tabes dorsalis ein großer klinischer Wurf geglückt. Während Anatomie und Physiologie seit der Mitte des 19. Jahrhunderts in immer neuen Funden die Grundlagen ihrer Disziplinen vertieften und die somatische Klinik die Fundamente ihres Lehrgebäudes schuf, zeigte sich in der Psychiatrie eine ausgesprochene Stagnation.

Die Publikationen von Jacobi und Griesinger, die die ersten tragenden Arbeiten der wissenschaftlichen Psychiatrie waren, lagen fast zwanzig Jahre zurück. Man sah wohl, wie in Frankreich neue Methoden entwickelt wurden, die zur Schaffung klinischer Krankheitseinheiten führten. Bayle und Calmeil schufen die Krankheitseinheit der Paralyse, Falret beschrieb die «folie circulaire», die der «folie à double forme» Baillargers entsprach. Aber man zog in Deutschland nicht den Schluß, durch Beobachtung klinischer Verläufe zu einer neuen Auffassung psychischer Krankheiten zu kommen. In skeptischer Resignation stellte Neumann 1859 den Satz auf: „Es gibt nur *eine* Art der Seelenstörung, wir nennen sie das Irresein." Auch die offizielle Lehre, an der Spitze Griesinger, vertrat die These von der „Einheitspsychose" (Zeller), in der die verschiedenen Zustandsformen nur Stadien desselben Krankheitsvorganges sind. Man glaubte nicht an die Möglichkeit, Krankheitseinheiten nach dem Vorbild der somatischen Medizin aufstellen zu können.

In dieser Stagnation, die als Folge des Fehlens eines fruchtbaren Forschungsprinzipes aufzufassen ist, hätte die Monographie von Kahlbaum zündend wirken müssen. Daß sie diese unmittelbare Wirkung auf die zeitgenössische Psychiatrie verfehlte, hatte mehrere, zum Teil nur äußere Ursachen. So zeigte die führende Fachzeitschrift (Allgemeine Zeitschrift für Psychiatrie) nur das Erscheinen an, ohne die Arbeit kritisch zu würdigen. Man empfand ferner die Terminologie KAHLBAUMs als unangemessen neuartig und viel zu schwierig. Auch fehlte den neuen Begriffen die lebendige Anschauung, da KAHLBAUM auf die Erläuterung seiner Gedankengänge durch geeignete Krankengeschichten verzichtete. Die eigentliche Ursache für das Ausbleiben einer nachhaltigen Wirkung scheint uns aber in der durch die Konzeption der „Einheitspsychose" festgelegten Lehrmeinung zu liegen, die für die Aufnahme der „klinischen" Betrachtungsweise noch nicht reif war.

Alle Ordnungsversuche der „vorklinischen" Zeit wurden von KAHLBAUM nach dem formalen Merkmal der *Zahl* der jeweils angeführten Krankheitsarten gruppiert. Er fand so drei verschiedene Gruppen:

An der Spitze der ersten Gruppe, deren Vertreter eine *große* Zahl selbständiger Einzelformen annehmen, steht neben SAUVAGES und GUISLAIN der seiner Forschungsrichtung nach somatisch eingestellte Psychiater FLEMMING. Er verzichtet jedoch, rein psychologisch ordnend, auf jede pathologisch-somatische Fundierung seiner Formen, da die völlige Unkenntnis der körperlichen Grundlagen vorläufig eine somatische Klassifikation der psychischen Störungen verbiete.

In der zweiten Gruppe faßt KAHLBAUM die Bestrebungen zusammen, bei denen die Ordnung mit Hilfe von *zwei oder drei* Grundformen erreicht werden soll. Neben den „empirischen Systemen" der französischen Psychiatrie (PINEL, ESQUIROL, BAILLARGER u. a.) stehen hier die „psychologischen Ordnungen", die sich von der antiken Grundvorstellung herleiten, daß die Seele verschiedene Kräfte oder „Vermögen" in sich berge (Pythagoras: $\nu o\acute{o}\varsigma$, $\varphi\varrho\acute{\eta}\nu\varepsilon\varsigma$, $\vartheta\nu\mu\acute{o}\varsigma$). Diese „psychologisch-symptomatologischen" Ordnungsversuche (HEINROTH, REIL, STARK u. a.) enthielten das KAHLBAUM verdächtig erscheinende Prinzip, innerhalb der Einheit der Seele Bezirke anzunehmen, die isoliert erkranken können. Die Richtigkeit dieser Annahme würde allerdings das Verständnis mancher psycho-pathologischer Syndrome wie etwa das einer isolierten Eifersuchtsparanoia bei sonst anscheinend intakter Persönlichkeit wesentlich erleichtern. Bei diesen Varianten der Schizophrenie, wie sie besonders GAUPP und KRETSCHMER beschrieben haben, überwältigt doch immer wieder das Staunen vor der grotesken „Verrückung" des Seelenlebens, das geradezu punktuell gestört erscheint. Die isolierte Störbarkeit einzelner „Teile" der Seele ermöglicht nun wohl die Anordnung jeder beobachteten psychischen Störung, jedoch in einem System, dessen Grundlage lediglich durch die Art und Zahl der *angenommenen* seelischen Teilfunktionen gegeben ist.

Eine so gewonnene Ordnung wirkt allerdings einleuchtend und psychologisch „richtig", da sie als Ordnungskriterien seelische Funktionen benutzt, die, wie Denken, Fühlen und Wollen, jedem unvoreingenommenen Betrachter aus der Selbstbeobachtung geläufig sind

(,,Phänomenologische Ordnung"). Jedoch hat die spätere klinische Forschung gezeigt, daß psychologisch ganz gleichwertig oder sehr ähnlich wirkende Bilder ätiologisch und klinisch (d. h. nach dem weiteren Verlauf) etwas sehr Verschiedenes bedeuten und Symptom für grundverschiedene Vorgänge sein können.

Es ist das große Verdienst von KAHLBAUM, als erster darauf hingewiesen zu haben, daß man sich nicht mit der Klassifikation dieser ,,Habitualformen" begnügen dürfe, sondern durch die Kenntnis der Verläufe tiefere Einsichten in die Verschiedenwertigkeit scheinbar gleichartiger Zustandsbilder gewinnen müsse. *Diese Erkenntnis ist die Grundlage für alle weitere Forschung geworden und bestimmt auch heute noch weitgehend die diagnostischen Methoden der klinischen Psychiatrie.* Denn es gelingt, vor allem bei den nicht typischen Fällen, auch heute oft nicht, durch die psychopathologische Analyse eines Zustandsbildes allein den Nachweis für die Zuordnung zu einem ,,morbus" zu führen. Vielmehr greift man auf andere Kriterien zurück, die nicht in der Erscheinungsweise der Krankheit, in ihrer psychologischen Struktur liegen, sondern sog. objektive Befunde darstellen, die den Disziplinen entnommen werden, die die Psychiatrie mit der allgemeinen Medizin gemeinsam hat. Versagen auch diese Methoden, so bleibt als letzte Möglichkeit nur das Studium des weiteren Verlaufes. Auf die große Bereicherung und Präzisierung der Diagnostik durch die Entdeckung der Spirochaeta pallida (HOFFMANN und SCHAUDINN 1905) und die Einführung der serologischen Reaktionen durch WASSERMANN darf an dieser Stelle bereits hingewiesen werden.

In der dritten Gruppe nennt KAHLBAUM die Psychiater, die wie HEINRICH NEUMANN das Vorkommen seelischer Krankheiten als selbständige ,,morbi" leugnen und so die Möglichkeit eines ,,natürlichen" Systems bestreiten. Die Verschiedenheit der psychischen Bilder wird durch die Verschiedenheit der gestörten körperlichen Funktion bewirkt. Somit kann es nur eine Ordnung der mit ,,Irrsinn verbundenen *Krankheiten des Körpers*" (FRIEDREICH, JACOBI) geben, nicht aber eine naturwissenschaftlich befriedigende Ordnung der *seelischen* Störungen.

Aus der kritischen Betrachtung der nach so verschiedenen Gesichtspunkten gewonnenen Systematik ergaben sich für KAHLBAUM zwei Grundtatsachen, die auch für seine eigenen Ordnungsversuche bestimmend wurden: Es gibt krankhafte seelische Veränderungen, die scheinbar oder wirklich unabhängig vom Körperlichen vorkommen und ferner Seelenstörungen mit gleichzeitiger Veränderung des Körperzustandes. KAHLBAUM hatte mit dieser Erkenntnis ein Einteilungsprinzip gefunden, das sich auch heute noch im klinischen Gebrauch als fruchtbar erweist, nämlich die Einteilung der Psychosen in die körperlich begründbaren Psychosen und die Psychosen ohne faßbaren körperlichen

Befund (KURT SCHNEIDER). Der Fortschritt der psychiatrischen Wissenschaft als einer naturwissenschaftlichen Disziplin zeigt sich besonders in der Möglichkeit, mit wachsender Kenntnis von den körperlichen Krankheitsvorgängen die „scheinbar oder wirklich" *nicht* krankheitsbedingten abnormen Zustände von den seelischen Störungen als Krankheitsfolge zu trennen.

Als zweite Grunderfahrung ergab sich für KAHLBAUM der Begriff des „Typus" einer Seelenstörung. Er wird durch Vergleichen der empirischen Verläufe gewonnen und zeigt 3 Varianten: den Typ der einfachen Seelenstörung, den Typ der zusammengesetzten Seelenstörung und den der „Zwischenform".

Mit dieser Grundanschauung geht KAHLBAUM nun an seine Gruppierung der Seelenstörungen, in der als Leitmotiv nicht das „Finden und Präzisieren der heraushebbaren Einzelformen" steht, sondern das Bestreben, unter den verschiedensten Bildern den gleichen Typus zu finden, der sich nur in den einzelnen Phasen der Krankheit wandelt. So wurde aus einer Formlehre eine Metamorphosenlehre, deren Ziel zunächst weniger die Aufstellung verschiedener Krankheitsarten war, als die Festlegung *einer* Krankheit in ihren verschiedenen Stadien.

KAHLBAUM unterscheidet in seiner Anordnung drei große Gruppen von Psychosen, die er „Vesania", „Vecordia" und „Dysphrenia" nennt. Dazu treten als eigene Klassen die angeborenen oder frühkindlich durch Krankheit erworbenen Formen (Neophrenia) und die Seelenstörungen, die ihre Ursache in den besonderen somatischen Bedingungen biologischer Übergangsperioden wie etwa der Pubertät haben (Paraphrenia).

Vesania: Hierunter versteht er alle Psychosen, die im ganzen den Verlauf der NEUMANNschen Einheitspsychose zeigen, die also die vier Stadien der Melancholie, des Wahnsinns mit psychischer Aktivität (Manie), der Verwirrtheit und — falls nicht Genesung eintritt — des Blödsinnes durchlaufen. Die Unterformen dieser Klasse ergeben sich aus den Abweichungen von diesem typischen Verlauf.

Vecordia: Alle psychischen Erkrankungen, die nur eine partielle Seelenstörung darstellen, nennt KAHLBAUM Vecordia. Hier ist nicht die Persönlichkeit in ihrer Totalität erkrankt, sondern die psychische Störung bevorzugt ein bestimmtes Seelengebiet, sei es die Gemütssphäre (Dysthymia), die Intelligenzsphäre (Paranoia) oder die Willenssphäre (Diastrephia). Entgegen der von ihm kritisierten Auffassung von der Erkrankungsmöglichkeit isolierter seelischer Bezirke nimmt KAHLBAUM nur eine bevorzugte oder stärkere Beteiligung einer „Sphäre" an, die aber dann das Bild der entstehenden Störung bestimmt.

Den grundlegenden Unterschied zwischen Vesania und Vecordia sieht er neben Totalität und Partialität der Seelenstörungen in dem *Verlauf*, der bei der ersten Gruppe wechselvoll und unberechenbar sei, während sich bei der zweiten Gruppe eine gewisse Kontinuität zeige, die sich nur bei den „Zwischen- oder Übergangsformen" verwische, Formen, die ein Merkzeichen für die Natürlichkeit seines Systems seien, da es in der naturwissenschaftlichen Klassifikation keine ganz scharfen Grenzen gäbe.

Dysphrenia: In der dritten Gruppe folgen die psychischen Veränderungen bei den damals somatisch bekannten Krankheiten, sie sind für ihn „symptomatische Seelenstörungen von totalem Umfang, aber nur partieller Dauer". Auch die psychischen Störungen der Epilepsie faßt er als psychische Komplikation des Grundleidens Epilepsie auf und zählt sie folgerichtig als „Habitualform" zu den symptomatischen Seelenstörungen.

Bei der Kritik des KAHLBAUMschen Versuches können Einzelheiten unberücksichtigt bleiben, da es nur darauf ankommt, den Forschungsimpuls zu zeigen, den KAHLBAUM durch seine Forderung nach Beobachtung klinischer Verläufe in die psychiatrische Wissenschaft brachte. Seine 1863 angeführten Einzelformen haben, mit Ausnahme der Hebephrenie, nur historischen Wert, zumal die klinischen Formen, die als Termini bleibende Bedeutung errungen haben, erst in späteren monographischen Veröffentlichungen ihre nosologische Prägnanz erhalten haben. Die Grundmängel seines Systems ergeben sich aus dem Fehlen der erst von KRAEPELIN über drei Jahrzehnte später vollzogenen Trennung der melancholischen und manischen Formen von den übrigen Formen des Irreseins und ihrer Zusammenfassung als *eine* Krankheitsart, während die ganze Psychiatrie vor ihm durch das hippokratische Trinom „Manie — Melancholie — Amentia" bestimmt war. Auch die fehlende Auseinandersetzung mit dem Psychopathieproblem muß als Mangel empfunden werden, zumal das Problem als solches bereits 1820 von J. F. FRIES erkannt worden war. In seinem Handbuch der psychischen Anthropologie hatte er die „ethisch Verwilderten und Verkümmerten" von den wahren Geisteskranken abgegrenzt und auch ihre forensische Verantwortlichkeit gefordert, während KAHLBAUM beispielsweise die Perversionen zu den partiellen Psychosen zählte.

Mit der Wiedergabe des KAHLBAUMschen Ordnungsversuches haben wir nun den Ausgangspunkt für unsere Studie erreicht und beginnen, die weitere Entwicklung der psychiatrischen Systematik zu verfolgen. Der Überblick über den Gesamtzeitraum von drei Generationen soll durch eine Gliederung erleichtert werden, die sich auf die nachstehende chronologische Ordnung gründet.

1. Zuerst wird die Zeit nach dem Erscheinen der KAHLBAUMschen Publikation bis zur Vollendung der KRAEPELINschen Systematik im Jahre 1898 behandelt. Sie dient der Erforschung der „Krankheitseinheiten".

2. Es folgt die „KRAEPELINsche Ära" der Psychiatrie, die etwa bis in die Jahre 1919/20 datiert werden kann.

3. Strukturanalyse und mehrdimensionale Diagnostik leiten einen neuen Abschnitt ein, der unter Einbeziehung der KRETSCHMERschen Konstitutionspsychologie bis in die Gegenwart die theoretische Psychiatrie kennzeichnet.

4. In dem Schlußkapitel wird die fruchtbare Polarität untersucht, die sich in der begrifflich-deskriptiven und genetischen Psychiatrie darstellt und die Problemstellungen der heutigen Psychiatrie beherrscht.

I. Die Erforschung der Krankheitseinheiten (1863—1898)

Die Schwierigkeit, in der sich die Psychiatrie im Hinblick auf die unvollkommene und widerspruchsvolle Terminologie befand, zeigt sich in der großen Anzahl von Publikationen zum Klassifikationsproblem. So erschienen im gleichen Jahr (1863) die Ordnungsversuche von L. WILLE und O. MÜLLER, die nur im Hinblick auf ihren historisch-signifikativen Wert dargestellt werden sollen, während sie im übrigen für die Entwicklung der Systematik bedeutungslos waren.

WILLE leitet seinen „Versuch einer pathophysiologischen Begründung und Einteilung der Seelenstörungen" aus der Analogie der psychischen Störungen mit den Nervenleiden, besonders den Krampfleiden ab. Klonische Zustände im Gehirn bewirken Funktionssteigerungen, die das klinische Bild der Manie und des Wahnsinns hervorrufen, während der Tonismus melancholische Zustände bewirkt. Als weitere Folge der Hyper- und Hypofunktionszustände des Gehirns kommt es zur Ausbildung von psychischen Schwächezuständen und zur Demenz. Man sieht, daß die Annahme von Funktionsschwankungen innerhalb zentralnervöser Apparate schon früh eine systembildende Kraft entwickelt hat, obwohl diese fiktiven Apparate, Einrichtungen und Mechanismen der Empirie in keiner Weise — weder anatomisch noch funktionell — zugänglich sind, sondern nur spekulativ angenommen werden können.

Auch O. MÜLLER ist mit den deskriptiven Ordnungsmethoden unzufrieden und möchte somatische Krankheitsbegriffe einführen. Nicht in anatomisch faßbaren Prozessen, sondern in den „Funktionsstörungen" sieht er eine Möglichkeit zur Ordnung der pathologischen psychischen Abläufe. Er geht von der entwicklungsgeschichtlichen Analogie im Bau von Gehirn und Rückenmark aus, die im Schädel nur einen überdimensionalen ersten Wirbel sieht und schließt auf eine grundsätzlich gleiche Störbarkeit der Hirnfunktionen. In den drei Sphären des Verstandes (des „Psychosensuellen"), des Empfindungslebens (des „Psychosensitiven") und des Willens (des „Psychomotoriums") sieht er die wesentlichen Funktionen des Gehirns, die nun entsprechend den

Vorgängen am peripheren Nervensystem drei Grundstörungen zeigen können: Reizung, Schwächung und Lähmung. Aus dieser Auffassung ergibt sich ein Schema von neun Gruppen, in dem jede der drei Sphären mit den drei möglichen Funktionsvarianten vertreten ist.

Diese „neurologische" Auffassung der psychischen Störungen ist aus der Tendenz jener Jahre zu verstehen, die unter dem Eindruck der Ergebnisse der Neuropathologie nur zu einer organizistischen Auffassung der Seelenstörungen kommen konnte. GRIESINGERs Satz: „Geisteskrankheiten sind Gehirnkrankheiten" bestimmte die Forschungsrichtung dieser Zeit ebenso sehr wie seine Übertragung des Reflexbegriffes auf die psychischen Funktionen. Aber die Übertragung somatischer Krankheitsvorstellungen und pathophysiologischer Begriffe auf die gestörten psychischen Abläufe hat allenfalls den Wert eines *Bildes*, sie förderte die Analyse psychopathologischer Phänomene nur wenig, da sich bei dieser funktionalistischen Auffassung die Erscheinungen meist zwanglos in die gefundenen Schemata ohne Rücksicht auf ihre Wesensverschiedenheit einordnen ließen.

Denn in solchen Entwürfen wurden nicht eigentliche Krankheitsformen aufgestellt, sondern wie KAHLBAUM sagte „gewisse symptomatische Erscheinungen und Erscheinungskomplexe substantiiert", die wohl für die Symptomatologie der Psychosen von Bedeutung sind, zu den eigentlichen Krankheitsarten aber in einem sekundären Verhältnis stehen.

Solange es nicht gelingt, die postulierten körperlichen Störungen zu finden, die allein die Lehre von der Organizität der endogenen Psychosen und eine hierauf basierende Systematik empirisch erhärten könnten, müssen alle Versuche einer pathophysiologischen Ordnung als im Ansatz verfehlt bezeichnet werden, da es eine Pathophysiologie dieser Psychosen nicht gibt.

Solche Systembildungen spekulativer Art hatten paradoxerweise ihre Ursache in den intensiven Bemühungen, die Psychiatrie aus der philosophischen Spekulation herauszulösen, um ihr den Rang einer reinen Naturwissenschaft zu verleihen, die sich nur der auch in der übrigen Medizin geltenden Forschungsmethoden bedient. Zwar gelang es nicht, zu einer unanfechtbaren naturwissenschaftlichen Klassifikation der psychischen Störungen zu kommen, aber die neue Tendenz innerhalb der Psychiatrie führte doch in diesen Jahren zu ihrer Anerkennung als Lehrfach im Rahmen der Medizin und zur Errichtung der ersten Ordinariate in Göttingen und Berlin. L. MEYER wurde 1865 nach Göttingen berufen, im gleichen Jahre nahm GRIESINGER einen Ruf an die Universität Berlin an.

Auch für die Systematik bringt das Jahr 1865 eine wichtige neue Erkenntnis. Es ist der Vortrag von SNELL auf der Naturforscherversammlung in Hannover zu dem Thema „Über Monomanie als primäre Form der Seelenstörung". Unter der Führung von GRIESINGER hatte man damals wohl die rein symptomatologisch ordnende Epoche der Psychiatrie überwunden, aber die genetische Lehre ZELLERs, des Lehrers von GRIESINGER, bestimmte die Anschauungen und ließ nur ein strenges „Nacheinander" im Ablauf der anerkannten Störungen zu. Eine „Verrücktheit", die sich nicht aus den Vorstadien der Melancholie und Manie entwickelte, schien undenkbar, obwohl neben den französischen Arbeiten zur Kasuistik der Monomanien (ESQUIROL, MOREL) auch FR. HOFFMANN bereits 1862 das Vorkommen von „Verrücktheit" als *primärer* Geistesstörung ausgesprochen hatte. HOFFMANN hatte sich der Lehre MORELs von den hereditären Formen der Geistesstörungen angeschlossen und in seiner Arbeit „Über die Einteilung der Geisteskrankheiten in Siegburg" findet sich folgender Satz, der seine von der GRIESINGERschen Lehrmeinung abweichende Position kennzeichnet: „Man müsse festhalten, daß unter Verrücktheit immer eine primäre Geisteskrankheit mit positiven Merkmalen verstanden wird."

SNELL vertrat diese, mehr in Parenthese geäußerte Meinung HOFFMANNs entschiedener und lehnte die Ansicht, daß die Monomanie nur eine sekundäre, aus Melancholie und Manie hervorgewachsene Form sei, auf Grund seiner klinischen Beobachtungen in überzeugender Weise ab. Er folgerte aus seinen Erfahrungen: es handelt sich hier um eine *Grundform*, die gleichberechtigt neben Melancholie und Manie steht. Die von ihm mitgeteilten acht Fälle stellen typische paranoide Psychosen dar.

In der Symptomanalyse hob SNELL den sthenischen Charakter hervor, der sich in den Reaktionen der Kranken auf den Verfolgungs- und Beeinträchtigungswahn zeigt, die Unterschiede der „monomanischen Überschätzungsideen" zu den Größenideen der Manie und Paralyse wurden einleuchtend herausgearbeitet und die Untersuchung phänomenaler Tatbestände — Krankheitsbewußtsein, Krankheitseinsicht, Sinnestäuschungen — wie auch die klinische Betrachtung von Entwicklung und Prognose ergab überzeugend den Nachweis der „reinen Form einer primären Geistesstörung".

Ihre Legitimierung erfuhr die Monomanie zwei Jahre später, als GRIESINGER bei der Eröffnung der Psychiatrischen Klinik zu Berlin sagte: „Diese eigentümliche, sehr chronische Störung halte ich nicht mehr (wie in meinem Buche) für sekundär, ich habe mich vielmehr von der protogenetischen Bildung dieser Zustände überzeugt und bezeichne sie jetzt als primäre Verrücktheit."

C. WESTPHAL hat später in einem für die Paranoiaforschung grundlegenden Vortrag in Hamburg (1876) darauf hingewiesen, daß er bereits 1862 in einem Gespräch mit GRIESINGER Bedenken gegen die nosologische

Stellung der Verrücktheit innerhalb der sekundären Geistesstörungen geäußert habe, GRIESINGER habe jedoch erst unter dem Eindruck der Arbeiten von SNELL seine Meinung geändert. Das besondere Gewicht der SNELLschen Publikationen, die entscheidenden Einfluß auf die Entwicklung der psychiatrischen Klassifikation hatten und zusammen mit KAHLBAUMs klinischer Methode die Grundlagen für die KRAEPELINsche Konzeption der Dementia praecox schufen, zeigt sich uns in den Schwierigkeiten, die für GRIESINGER aus der Aufgabe dieses Pfeilers seiner Psychiatrie entstanden. Andererseits sind die bald erscheinenden Arbeiten seiner Schüler ein Zeichen für die Belebung, die ein bestehendes Lehrsystem durch den Zustrom neuer Ideen erfahren kann.

Ehe nun die Wirkung der neuen Auffassung der Psychose weiter verfolgt wird, muß auf einen Aufsatz von WILHELM DILTHEY hingewiesen werden. Er enthält keimhaft den Entwurf seiner späteren psychologischen Auffassungen, denen die Psychiatrie wesentliche methodische Erkenntnisse verdankt. Auf methodische Fragen wird im Rahmen dieser Arbeit im allgemeinen nicht eingegangen werden können, grundlegende Arbeiten der Methodenlehre werden dann erwähnt, wenn sie der psychiatrischen Formenlehre neue Akzente gaben, die das Gewicht der aktuellen Fragestellungen verschoben und damit auch klassifikatorische Neuorientierungen ermöglichten.

DILTHEY äußerte 1865 in einem Aufsatz über „NOVALIS" Bedenken, ob es mit den Mitteln der *rationalen* Psychologie gelingen könnte, die seelischen Phänomene zu erklären und in ihrer Eigenart naturwissenschaftlich abzuleiten. Anstelle einer den exakten Methoden der Physik unterworfenen Seelenkunde forderte er eine Psychologie, die „den Inhalt unserer Seele selber zu ordnen und in seinen Zusammenhängen aufzufassen unternimmt". In dieser Auffassung zeichnen sich die ersten Konturen einer Lehre ab, die später nach ihrer Präzisierung (1894) in Verbindung mit der Lehre vom Unbewußten (E. VON HARTMANN) und der Psychoanalyse einen neuen Weg zum Verständnis seelischer Störungen frei machte und auch die nosologische Forschung aus der Starre der eindimensionalen, rein klinischen Betrachtungsweise löste.

Im ersten Band des 1868 erschienenen „Archives für Psychiatrie und Nervenkrankheiten" veröffentlichte GRIESINGER in einem Vortrag „Über einen wenig bekannten psychopathischen Zustand" die erste deutschsprachige Abhandlung über den Zwang, eine Erscheinung, der man zunächst eine nosologische Sonderstellung einräumte, indem man sie neuropathologisch fundierte, während die spätere Forschung zeigte, daß Zwang entweder als Symptom einer Grundkrankheit auftritt oder zu den hervorstechenden Zügen eines besonderen Typus psychopathischer Persönlichkeiten gehört. Die begriffliche, klinische und psychologische Stellung des Zwanges innerhalb der Psychopathologie ist in zahlreichen

Arbeiten untersucht worden. Auch in klassifikatorischer Hinsicht hat die Bewältigung des Phänomens des psychischen Zwanges Schwierigkeiten bereitet, die auch heute erst begrifflich-deskriptiv, nicht aber psychologisch voll befriedigend gelöst sind. Die chronistische Sorgfalt erfordert es, hier darauf hinzuweisen, daß v. KRAFFT-EBING bereits 1867 den von MOREL 1866 geprägten Begriff in das deutsche Schrifttum eingeführt hatte.

Im gleichen Heft führte SANDER für eine spezielle Form der primären Verrücktheit den Namen „originäre Verrücktheit" ein. Nur der Standpunkt, von dem aus diese Kranken ihr Verhältnis zur übrigen Welt beurteilen, ist von der normalen Stelle gerückt, also „verrückt", dagegen ist ihre sonstige Persönlichkeit unversehrt. Das psychiatrische Kernproblem der Paranoia zeichnete sich bereits in der Fragestellung der ersten Arbeit ab, die unter dem neuen Gesichtspunkt der „primären Seelenstörung" gewonnen wurde.

Während die SANDERsche Publikation einen weiteren Schritt auf dem Wege zur Anerkennung selbständiger paranoider Psychosen darstellte, brachte das folgende Jahr in dem kaum beachteten Innsbrucker Vortrag von KAHLBAUM seinen ersten Beitrag zur Katatoniefrage. 1863 fanden wir in seinem System den Namen „Katatonie" noch nicht, er setzte sich lediglich mit dem Zustandsbild der „Melancholia attonita" (PINEL, v. KIESER) auseinander, die er als besonderes Bild im Verlauf der Vesania typica kannte und symptomatologisch ausreichend beschrieben hatte. Weitere Studien in den folgenden Jahren hatten aber ergeben, daß es sich bei diesem Zustandsbild um eine selbständige Krankheitsform handele, die er daraufhin in seinen Königsberger Vorlesungen seit 1866 als „Katatonie" demonstrierte. Aber erst 1869 berichtete er über zwei Fälle von „Spannungsirresein", das er als Krankheitseinheit auffaßte, während seine Zuhörer wenig Neigung zeigten, die Nomenklatur der Psychiatrie um diesen neuen Begriff zu vermehren.

Ein im gleichen Jahr eingebrachter Entwurf der Berliner Medizinisch-Psychologischen Gesellschaft mit dem Vorschlag, „Zählblättchen" zu statistischen Zwecken einzuführen, zeigte, daß die klinische Forschung noch nicht zu praktischen Ergebnissen geführt hatte. Die endogenen Psychosen wurden weiterhin summarisch in der Rubrik „einfache Geistesstörungen" geführt. Dagegen enthält das Gutachten einer 1872 gewählten Kommission für die Terminologie der Geisteskrankheiten immerhin die Trennung von Manie, Melancholie und „sekundären Seelenstörungen", während die von Schweizer Psychiatern ausgearbeiteten Verbesserungsvorschläge zur internationalen Irrenstatistik, die von der 2. Lokalversammlung südwestdeutscher Irrenärzte (Heidelberg 1869) angenommen wurden, eine dem Wissen der Zeit angepaßte Differenzierung der Psychosen brachten.

Nach der lebhaften Diskussion über zwei Vorträge von R. ARNDT über „Tetanie und Psychose" und „Katalepsie und Psychose", in der HECKER auf KAHLBAUMs Priorität für die Benennung katatoner Syndrome der beschriebenen Art hingewiesen hatte, folgte dann die erste klinische Monographie über die Katatonie im Jahre 1874.

KAHLBAUM geht vom Beispiel der Paralyse aus, in der die französische Psychiatrie (BEYLE, 1822) den Typ der klinischen Krankheitseinheit geschaffen hatte. Er definierte die Katatonie als eine „Gehirnkrankheit mit cyclisch wechselndem Verlauf, bei der die psychischen Symptome der Reihe nach das Bild der Melancholie, der Manie, der Stupeszenz, der Verwirrtheit und schließlich des Blödsinns darbieten". Jedoch wird hervorgehoben, daß die einzelnen Stadien nur Zustandsbilder sind, die mit den namensgleichen Gemütskrankheiten nichts Wesensverwandtes haben. Die zur Katatonie gehörenden muskulären Erscheinungen werden in Analogie zu den bei der Paralyse bekannten Krämpfen und Lähmungen als „somatischer Anteil" der Krankheit aufgefaßt. Diese Ansicht von der neurogenen Entstehung der motorischen Störungen hat sich als irrig erwiesen, dagegen hat KAHLBAUM die Prognose der Katatonie im Vergleich zu den anderen schizophrenen Psychosen richtig gestellt, wenn er sagte: „Die Genesungsfähigkeit ist selbst nach längerem Bestehen der Krankheit noch in hohem Maße vorhanden." Als entschieden ungünstiges Symptom wird die „Konzentrierung auf eine einzelne fixe Idee" betrachtet; auch diese Beobachtung entspricht unserer Auffassung von der Trübung der Prognose beim Auftreten paranoider Züge. Ferner war KAHLBAUM das Vorkommen besonders schwerer Verlaufsformen bekannt, von denen er sagte: „Die Katatonie kann eine direkt tötende Psychose sein", bei der aber nicht sekundäre Störungen den Tod verursachen wie bei anderen Psychosen, sondern er tritt im letzten Stadium der Grundkrankheit, in der „höchsten Entwicklungsstufe der Attonität" auf. Es sind die Formen, die STAUDER später als „akute tödliche Katatonie" bezeichnet hat, ein Terminus, den v. BRAUNMÜHL durch den treffenden Begriff der „perniciösen Katatonie" ersetzt wissen möchte, um der Erkrankung das Odium der infausten Prognose zu nehmen. Diese früher oft letal endenden Verlaufstypen der Schizophrenie zeigen unter dem Einfluß der modernen Heilkrampfbehandlung eine verschwindend geringe Mortalität.

Neben der Kenntnis dieser *Grundform des Irreseins*, die ihre Sonderstellung im Rahmen der Differentialtypologie psychotischer Formen bis heute bewahren konnte, verdankt die psychiatrische Terminologie der KAHLBAUMschen Monographie auch wichtige Symptombezeichnungen: „Verbigeration", die „Flexibilitas cerea" und der „Schnauzkrampf" sind Schöpfungen seiner prägnanten klinischen Begriffsbildung.

Der Katatoniebegriff hat, wie wir später sehen werden, einen gewissen Bedeutungswandel erfahren, die KRAEPELINsche Fassung legte weniger Wert auf das Verlaufsschema und die grob-motorischen Erscheinungen als auf den Ausgang in Demenz, eine Version, die ja KRAEPELINs höherer Bewertung der Endzustände bei der Aufstellung seiner Krankheitseinheiten entspricht.

Während KAHLBAUM 1863 bei seinem Versuch, auf klinischem Wege natürliche Krankheitseinheiten zu finden, das Bild der Katatonie nur skizzenhaft umriß, um es erst nach langen Jahren empirischer Bestätigung als Krankheitseinheit zu legitimieren, findet sich der Begriff der „Hebephrenie" bereits als selbständige Form in der Gruppe der Paraphrenien, jener Psychosen, die im Anschluß an „Übergangsperioden der biologischen Entwicklung" entstehen. Seine erste Schilderung der Symptomatologie lehnte sich an die klassischen Beschreibungen von ESQUIROL und besonders von MOREL an, der den Begriff der «Démence précoce» für diese Zustände geschaffen hatte. HECKER hat dann 1871 die Hebephrenie im Auftrage KAHLBAUMs ausführlich dargestellt und ihre Eigentümlichkeiten beschrieben, die den Anspruch auf nosologische Selbständigkeit begründeten. Zunächst wurde hervorgehoben, daß der geistige Verfall sogleich mit den ersten Anzeichen der Krankheit beginnt und nicht erst nach Ablauf des melancholischen und manischen Stadiums. Die Krankheit zeige sich meist mit Beginn der Pubertät und es sei oft äußerst schwierig, die biologisch bedingte Wesensänderung des heranwachsenden jungen Menschen von den Zügen der krankhaften Persönlichkeitswandlung zu trennen. Der „psychologische Prozeß der Erneuerung und Umgestaltung des Ich" werde durch die Hebephrenie gewissermaßen zu einer „pathologischen Permanenz" gebracht. Besonderen Wert legt HECKER auf die Kenntnis der Vorgeschichte, die den wichtigsten Teil der Krankengeschichte ausmache, da der später rasch verlaufende Prozeß dann nur noch das Bild einer uncharakteristischen Demenz böte, während die eigenartige Veränderung des jungen Menschen zu Beginn der Erkrankung unverkennbar sei. Nur die Kenntnis des einheitlichen Krankheitsbildes der Hebephrenie schütze den Arzt vor moralischen und forensischen Fehlurteilen bei der Begutachtung der häufigen Delikte dieser Kranken. Die durchweg schlechte Prognose wird erwähnt und die Krankheit als unheilbar bezeichnet. Das Fehlen eines einheitlichen pathologisch-anatomischen Befundes dürfe nicht daran hindern, in dem Krankheitsbild eine „klinische Einheit" zu sehen, da „solchen Symptomenkomplexen mit bestimmtem, genau vorauszusagendem Verlauf auch die gleiche Ursache zugrunde liegen müsse". Auch später vertrat HECKER die Ansicht, durch empirisch-klinische Forschung zu Krankheitseinheiten zu kommen, selbst wenn man vorläufig auf die Bestätigung durch die anatomische Fundierung warten müsse.

Von der Katatonie ist die Hebephrenie zunächst scharf abgegrenzt, ebenso von der Vesania typica KAHLBAUMs und erst FINK berichtet 1880 über seine Beobachtungen, nach denen Hebephrene motorische Störungen im Sinne der Katatonie haben können und umgekehrt auch bei Katatonen hebephrene Symptomatik gefunden wird. Der Hebephreniebegriff in dieser erweiterten Form wurde von der zeitgenössischen Psychiatrie mit Ausnahme von SCHÜLE, der die Katatonie als eine Hebephrenie mit zugehöriger „Spannungsneurose" ansah, jedoch zunächst abgelehnt.

In der Mitte des 8. Dezenniums spiegeln sich in den wissenschaftlichen Auseinandersetzungen die Bemühungen, die Geltung der sich in der klinischen Systematik immer deutlicher abzeichnenden hebephrenen und katatonen Grundformen abzugrenzen und sie als selbständige Krankheiten zu behandeln. Auch die paranoiden Psychosen hatten durch SNELL eine gewisse Selbständigkeit als primäre Geistesstörung erhalten, die nach der Anerkennung durch GRIESINGER ausdrücklich von WESTPHAL (1876) bestätigt wurde. Seiner These, daß sich „Verrücktheiten" akut aus primären Denkstörungen und „plötzlichen Halluzinationen" entwickeln können, wurde allgemein zugestimmt. Die sekundäre Entwicklung aus einer reinen Melancholie sei *nie* möglich, wohl könne sie sich auf dem Boden einer Hypochondrie bilden und die Entstehung von Wahnideen aus der Hypochondrie fordere dazu auf, eine Ableitung dieser Wahnvorstellungen auf psychologischem Wege zu versuchen. Die Wertung der primären Denkstörungen als Oberbegriff führte zu einer Subsumierung der Katatonie unter die primäre Verrücktheit bei Vernachlässigung ihrer besonderen motorischen Symptomatologie. Gegen die WESTPHALsche Kritik des Katatoniebegriffes, in dem das Wort „Verrücktheit" nicht einmal vorkäme, obwohl KAHLBAUM doch offensichtlich „Verrückte" beschrieben habe, wandte sich HECKER mit dem Hinweis, daß nicht die Beobachtung von Denk- und Vorstellungsstörungen den Katatoniebegriff geschaffen hätte, sondern die Berücksichtigung des ganzen Verlaufes.

BROSIUS spitzte den Begriff der Katatonie dann weiter zu, indem er die echten manischen Zustandsbilder von der „maniakalischen Exaltation" der Katatonen unterscheidet und den häufigen Ausgang in Verblödung unterstreicht, den die Katatonie mit der Hebephrenie gemeinsam habe.

Die Entwicklung der psychiatrischen Formenlehre ist, soweit es die Unterformen der späteren Schizophrenie betrifft, um die Wende des achten Jahrzehntes in ein Stadium getreten, das eine Zusammenfassung der gewonnenen Erkenntnisse notwendig machte, da eine allgemein verbindliche Anwendung der sich abzeichnenden Grundformen bisher nicht erreicht worden war und HECKER noch immer von der „babylonischen

Sprachverwirrung" sprechen konnte, die in der psychiatrischen Terminologie herrsche. Auch EMMINGHAUS schließt das Kapitel der Nosologie in der 1878 erschienenen „Allgemeinen Psychopathologie" mit Resignation: „Jeder Eingeweihte habe es mit sich abzumachen, welche Stellung er zu den einzelnen Lehren einnehmen will und seiner Überzeugung nach einnehmen darf."

Ehe wir nun mit der Schilderung der einzelnen Stufen in der Entwicklung der psychiatrischen Lehre KRAEPELINs beginnen, deren Kernstück das Gesicht unserer Wissenschaft bis in die Gegenwart formt, sei kurz auf die klinische Stellung der Melancholie und Manie eingegangen.

KAHLBAUM hatte 1863 im dritten Teil seines Buches bei der Herausarbeitung der psychopathologischen Elementarsymptome die Manie und Melancholie als „Kernsyndrom" bezeichnet, das bei den verschiedensten Formen auftreten könne und nosologisch nichts Einheitliches darstelle. Als „Dysthymie" führte er die partiellen Seelenstörungen auf dem Gebiete des Gemütslebens an, ohne ausführlicher auf die Erkenntnisse der französischen Psychiater einzugehen, denen bereits 1854 die Bildung einer melancholische und manische Zustände enthaltenden Krankheitseinheit gelungen war. Der Begriff der „Dysthymie" wurde 1953 erneut von WEITBRECHT aufgegriffen. Er trennte von der cyclothymen Kerngruppe gewisse depressive Psychosen als „endoreaktive Dysthymien" ab, in denen, bei Fehlen primärer Schuldgefühle neben einer mehr mißmutigen Traurigkeit die Hypochondrie dominiert. Die fast immer beobachteten, oft massiven vegetativen Störungen veranlaßten LEMKE, derartige Syndrome als „vegetative Depressionen" zu bezeichnen. Wie sehr die nosologische Forschung hier noch im Fluß ist, zeigen auch die Bemühungen KURT SCHNEIDERs, in der sog. „Untergrunddepression" des normalen Lebens eine besondere Form der nichtreaktiven, sondern kausal, vom „Untergrund" her begründbaren depressiven Verstimmungen herauszuarbeiten.

Formal nahm KAHLBAUM jedoch die «folie circulaire» als „Vesania typica completa varietas circularis" in sein System auf. Auch MOREL billigte dem „circulären Irresein" keine Sonderstellung zu, er hob nur, entsprechend seiner Lehre von den hereditären Psychosen die Bedeutung der Vererbung gerade dieser Störungen hervor.

L. MEYER bestätigte, als erster deutscher Autor, 20 Jahre später (1874) den Krankheitsbegriff der «folie circulaire», im Gegensatz zu BAILLARGER und FALRET nahm er aber an, daß der circuläre Verlauf mit einer melancholischen Phase beginne, während die Franzosen den „maniakalischen Ausbruch" an den Anfang der Psychose stellten. An dieser Stelle darf jedoch darauf hingewiesen werden, daß bereits um die Wende des 17./18. Jahrhunderts ein Deutscher, FRIEDRICH HOFFMANN (1660—1743, Professor der Medizin zu Halle) auf das, seiner Ursache nach *verwandte Wesen* beider Zustände aufmerksam gemacht hatte. Er schrieb (zitiert nach J. B. FRIEDREICH), „man würde sich wahrscheinlich wundern, daß er diese beiden so verschiedenen Krankheiten vereint in einem Kapitel vortrage, allein bei genauer Betrachtung würde man finden, daß sich das Wesen beider aus *einer gleichen Ursache* herleiten lasse . . . und daß die Melancholie und Manie nur dem *Grade* nach verschieden seien. . .'' (Auszeichnungen *nicht* von J. B. FRIEDREICH.)

Im gleichen Jahre bearbeitete v. KRAFFT-EBING monographisch das Thema „Melancholie''. Eine rein symptomatologische Betrachtungsweise verbindet sich in dieser Studie mit den rationalen Erklärungsversuchen seiner Zeit, die im psychischen Schmerz nur ein „funktionell verschiedenes Analogon'' zur Neuralgie sah. Wichtig erscheint uns die Betonung der Präkordialangst, ein Symptom, das einem Teil der „Leibgefühle'' in der vitalen Depression entspricht und v. KRAFFT-EBING so charakteristisch erschien, daß er eine eigene klinische Gruppe melancholischer Verstimmungen mit Präkordialangst anführte. Die erste größere Monographie über die periodischen Psychosen schrieb KIRN 1878. Er nahm für die periodischen Seelenstörungen einen „dauernden pathologischen Zustand'' an, der in mehr oder minder regelmäßigen Zeiträumen in Szene tritt, während in den Zwischenzeiten nur leichte psychische Veränderungen an den Fortbestand des krankhaften Zustandes erinnern. Ob der Beginn der Krankheit mit einem manischen oder melancholischen Zustand erfolgt, schien ihm, im Gegensatz zu früheren Autoren, unerheblich zu sein. Die weitgehende symptomatologische Übereinstimmung der Anfälle, ihre „photographische Treue'' war von ihm bereits 1869 hervorgehoben worden. Die Prognose der periodischen Psychose wird als „ungünstig'' bezeichnet, völlige Genesung sei äußerst selten. Aus dem gleichen Jahr stammen die „Untersuchungen über Irresein zur Zeit der Menstruation'' von v. KRAFFT-EBING. Er fand maniakalische und melancholische Zustandsbilder, die er als „pathologische Steigerung noch zur Breite des physiologischen Lebens zu rechnender Erregungszustände'' beurteilt, eine im Hinblick auf die Lehre von den „Übergängen'' modern anmutende pathogenetische Auffassung psychischer Störungen. Von großem Interesse ist auch der Vorschlag von HERTZ, die Manie und Melancholie in *einer* Klasse zusammenzufassen, in der auch die «folie circulaire» ihren Platz finden könne, ein kaum beachteter Vorschlag, der erst 20 Jahre später von KRAEPELIN in der Krankheitseinheit des manisch-depressiven Irreseins verwirklicht wurde.

Von späteren Arbeiten zur Lehre der periodischen Psychosen soll nur noch auf die Publikationen von MENDEL und ZIEHEN hingewiesen werden. Beiden Autoren fiel weniger die Periodizität der Stimmungsanomalien auf, sie sahen vielmehr primäre Wahnbildung mit oder ohne

Sinnestäuschungen bei relativer Besonnenheit in mehr oder minder regelmäßigen Intervallen auftreten. MENDEL nannte diese Form „periodische Paranoia" und ZIEHEN gab ihr den widerspruchsvollen Namen „Paranoia periodica acuta hallucinatoria". Mit Entschiedenheit wurde eine Erklärung dieser Schwankungen als Exacerbation einer gewöhnlichen Paranoia abgelehnt und ihre Anerkennung als „neues, bisher noch nicht beschriebenes Krankheitsbild" gefordert.

Mit der Erwähnung dieser zwei Arbeiten sind wir der Entwicklung der Formenlehre etwas vorausgeeilt und kehren zum Jahre 1883 zurück, in dem das „Kompendium der Psychiatrie" als 1. Auflage der KRAEPELINSCHEN Lehrbücher erschien, die den Grundstein seiner klinischen Systematik bildeten. Die Situation der deutschen Psychiatrie war zu diesem Zeitpunkt durch zwei Tendenzen bestimmt. Nach Abgrenzung der Psychosen, die mit den Mitteln der damaligen Psychiatrie methodisch faßbare oder auch nur scheinbar belangvolle körperliche Befunde boten, blieben eine Reihe von psychischen Abnormitäten, deren Verlauf und Symptomatologie auffällige Unterschiede zeigten. Die eine Gruppe von Autoren versuchte nun, selbständige Grundformen mit klinischer Eigengesetzlichkeit herauszuarbeiten, während die Kritiker mit Hilfe der Kasuistik die so gewonnenen Formen·immer wieder auflösten und an den „Übergängen", den „Zwischenformen" und „atypischen Fällen" die Relativität aller Ordnungsversuche bewiesen.

KRAEPELIN hatte seine psychiatrische Lehrzeit in München bei v. GUDDEN begonnen, 1882 übersiedelte er nach Leipzig, wo er Assistent bei FLECHSIG wurde. FLECHSIG sah die psychischen Erscheinungen als Anatom und Physiologe, er bewertete die Ergebnisse der somatischen Psychosenforschung sehr skeptisch und glaubte nicht an eine „Beziehbarkeit" von materiellen Substraten auf psychische Funktionen (Antrittsvorlesung 1882). Tiefere Einblicke in die Psychologie bekam KRAEPELIN durch seine Begegnung mit WILHELM WUNDT, der seit 1875 in Leipzig lehrte und 1879 sein Institut, das erste psychologische Institut der Welt, eröffnet hatte. In seinem Nekrolog auf WUNDT (gest. 1920) betonte KRAEPELIN, wieviel die Psychiatrie ihm in der Schaffung einer naturwissenschaftlich denkenden, von der Spekulation befreiten Psychologie verdankt. Allgemein anerkannte psychologische Grundanschauungen, wie sie sich nach WUNDTs bedeutendstem Werk („Physiologische Psychologie", 1874) allmählich einbürgerten, machten der „grobdrähtigen Hirnmythologie" ein Ende, die „Vorstellungen und Zellen, Hirngebiete und Seelenvermögen, Rindenschichten und Bewußtseinsgebiete" miteinander verquickte.

So ist es verständlich, wenn KRAEPELIN, neben dem Hinweis auf GRIESINGER, v. KRAFFT-EBING und EMMINGHAUS im Vorwort vor allem den Einfluß von WILHELM WUNDT auf seine psychiatrische Arbeit betont. In der Einleitung forderte er dazu auf, das psychiatrische Forschungsgebiet von „zwei verschiedenen Seiten her mit den Methoden der Erfahrungswissenschaften zu studieren. Nur durch die innige Verknüpfung der Hirnpathologie mit der Psychopathologie kann es gelingen, die Gesetze der Wechselbeziehungen zwischen psychischen und somatischen Störungen aufzufinden".

Die Grundtatsache unserer Wissenschaft ist hiermit an den Beginn einer Forschungsarbeit gestellt worden, deren Erfolge das Fundament der Psychiatrie bis in die Gegenwart begründen. Der „empirische Dualismus", der sich in KRAEPELINs Lebenswerk überall zeigt, bestimmt noch immer die Methoden der Psychiatrie und zwingt trotz aller monistischer Tendenzen zu einer sauberen Trennung psychopathologischer und somatopathologischer Tatbestände.

Bei der Gruppierung der verschiedenen Formenkreise des Irreseins wählte KRAEPELIN unter den möglichen Methoden die klinisch-symptomatische Betrachtungsweise aus, die es am ungezwungensten gestatte, Symptomenkomplexe und „nicht etwa Krankheiten" zu ordnen. Die ZELLER-GRIESINGERsche Lehre von der „Einheitspsychose" lehnte er ab, da die klinische Erfahrung einen gesetzmäßigen Ablauf der Geisteskrankheit nicht bestätigt habe. Hinsichtlich des Verlaufes einer psychischen Störung unterschied er zwischen krankhaften *Prozessen* und krankhaften *Zuständen.* Prozesse beruhen auf einer fortgesetzt wirksamen, krank machenden Ursache, während in den Zuständen das „dauernd gleichbleibende abnorme Verhalten" durch angeborene Entwicklungshemmungen oder durch eine überstandene Krankheit bedingt ist. Für unsere Kenntnis vom Krankheitsbegriff KRAEPELINs ist es noch wichtig zu wissen, daß er an eine scharfe Trennung zwischen Krankheit und Gesundheit nicht glaubte, da es „wirklich scharfe Grenzen und unfehlbare Kriterien der Natur der Sache nach nicht geben könne".

Die Depressionszustände, die Dämmerzustände und die Aufregungszustände stehen am Beginn seiner ersten Klassifikation, es folgen die periodischen Psychosen, die primäre Verrücktheit und die Dementia paralytica. Die große heterogene Gruppe der „psychischen Schwächezustände" schließt das rein symptomatologisch orientierte und daher klinisch durchweg überholte Schema von 1883 ab. Die symptomatologische Betrachtungsweise bringt es beispielsweise mit sich, daß man in allen Gruppen — mit Ausnahme der 4. und 6. Gruppe — Psychosen mit schizophrener Symptomatik findet.

Es ist erstaunlich zu sehen, wie KRAEPELIN bei der Ordnung der vorhandenen Phänomene die Notwendigkeit einer dualistischen Methodik im Hinblick auf die somatologische und psychopathologische Seite der Psychiatrie programmatisch an den Beginn seiner Arbeit stellte, um dieses Prinzip dann in seiner Systematik weitgehend zu vernachlässigen.

Die erkannte Notwendigkeit einer differierenden Bewertung und Ordnung psychischer und somatischer Befunde wurde in seiner Einteilung völlig zu Gunsten einer den Bedürfnissen der Klinik angepaßten Betrachtungsweise preisgegeben, die ihrer Natur nach nur „monistisch" sein kann.

Vergleichen wir nun die Ordnung der Erfahrungstatsachen bei KRAEPELIN mit der Systematik anderer zeitgenössischer Autoren, dann zeigt sich, wie unspekulativ-empirisch KRAEPELIN die Erscheinungen gesehen hat. Wo er über die Benennung des „Unmittelbar-Gegebenen" hinausgeht, das sich jedem Beobachter beispielsweise in den Depressionszuständen, den Dämmerzuständen und Aufregungszuständen offenbart, bringt er Bezeichnungen, die nicht aus der unmittelbaren Anschauung gewonnen werden können, sondern das Ergebnis klinischer Beobachtung sind. Den Begriff der periodischen und zirkulären Psychose konnte man nur durch *Abstraktion* aller klinischen Erfahrungen gewinnen und es ist wissenschaftsgeschichtlich bemerkenswert, daß diese ersten abstrakten Krankheitsbegriffe in der Psychiatrie auf *romanischem Boden* entstanden, während die schöpferische Leistung KRAEPELINs in der Schaffung einer eigenen *Kategorie* liegt, die alles aufnehmen konnte, was mit den Mitteln der bisherigen Krankheitsbegriffe nicht zu bewältigen war. Wir meinen die Kategorie der „endogenen Formenkreise", auf deren Eigenart als „Seinsform" und den damit verbundenen kategorialen Anspruch im Schlußkapitel näher eingegangen wird.

In dem damals weit verbreiteten Lehrbuch von v. KRAFFT-EBING (1879) stehen neben den „Psychischen Entwicklungshemmungen" die Erkrankungen des entwickelten Gehirns, sie werden in „Psychoneurosen" und „psychische Entartungen" gegliedert. Neben das morphologische Prinzip der „Entwicklung" tritt als weiterer Gesichtspunkt die Heilbarkeit, die bei den „psychischen Entartungen" infolge ihrer Heredität nicht gegeben ist und schließlich wird noch ein ätiologisch-somatisches Kriterium eingeführt, das die Abtrennung der „Hirnkrankheiten mit psychischen Störungen" erlaubt. Ein Blick auf diese Klassifikation der Psychosen zeigt neben der „bunten Vielheit" der Formen eine logisch unbefriedigende Mischung der Einteilungskriterien.

Auch SCHÜLE stellte ein System der speziellen Psychiatrie auf den schwankenden Boden empirisch nicht verifizierbarer Begriffe wie Psychosen auf Grundlage „organo-psychischer Vollentwicklung" und „defekter organo-psychischer Anlage". Wenn er weiterhin zwischen den Psychosen des „rüstigen" Gehirns und denen des „invaliden" Gehirns zu unterscheiden bemüht ist, dann ist die Frage nach den Kriterien für diese Eigenschaften des Gehirns durchaus berechtigt und man kann sich die Tatsache des außerordentlichen Erfolges seiner psychiatrischen Lehre nur aus dem Fehlen einer besseren Systematik erklären.

ARNDTs Lehrbuch der Psychiatrie erschien gleichzeitig mit KRAE-
PELINs Kompendium. Es ist ein Musterbeispiel für eine Art von „ratio-
naler Spekulation", mit der manche vorwiegend naturwissenschaftlich
orientierte Forscher die in der Biologie gewonnenen Erkenntnisse auf
seelische Phänomene übertrugen. In der Anwendung des PFLÜGERschen
Zuckungsgesetzes auf die psychischen Funktionen sah ARNDT die
Möglichkeit, auch das psychisch Abnorme zu ordnen. Er vertrat als
letzter deutscher Autor die ZELLER-GRIESINGERsche Auffassung von der
Einheitspsychose, deren Stadien nach den Gesetzen des ermüdenden
und absterbenden *Nerves* verlaufen sollen. Das PFLÜGERsche Zuk-
kungsgesetz ist nur ein modifizierter Spezialfall seines „Biologischen
Grundgesetzes" von der Wirkung der verschiedenen Reizintensitäten.
Mit der Überwertung der „Reize" und ihrer gesetzmäßigen Reaktionen
am Zentralnervensystem versuchte er ein einheitlich orientiertes „ätio-
logisches" System zu bilden, das aber am Widerspruch zwischen Wissen
und klinischer Realität zerbrach.

Im Vergleich zu diesen drei Klassifikationen zeichnet sich das
KRAEPELINsche System von 1883 durch eine bemerkenswert empirische
und hypothesen-feindliche Anschauung der Phänomene aus.

1887 erschien die 2. Auflage, sie brachte einige Änderungen, auf die
kurz eingegangen werden soll. Vorher seien jedoch noch zwei Arbeiten
erwähnt, die in der Zwischenzeit Einfluß auf die psychiatrische Formenlehre gewonnen hatten.

KAHLBAUM hatte 1884 über eine neue Krankheitsform vorgetragen,
die er im Hinblick auf ihre Verwandtschaft mit der Hebephrenie
„Heboidophrenie" oder kürzer „Heboid" nannte. Ihr Hauptunterschied
zur Hebephrenie liegt in der günstigen Prognose, die Krankheit geht
nie in „progressiven Schwachsinn" über, nur die affektiven Züge der
Persönlichkeit werden verändert, nicht ihre Intelligenz, und der ganze
Verlauf ist weniger stürmisch als bei der Hebephrenie. In seinem Vortrag hatte KAHLBAUM von den „Fasern der moralischen Vorstellungen"
gesprochen, ein Ausdruck, der die Bindung KAHLBAUMs an den materialistischen Geist der Zeit erkennen läßt, wenn er auch mit dieser Auffassung
auf den schärfsten Widerstand von seiten der Hörer stieß. Später haben
KAHLBAUM und HECKER die Krankheitseinheit des Heboid weiter ausgebaut und kasuistisch belegt, nachdem man zunächst wenig Neigung gezeigt
hatte, diese „klinische Form des moralischen Irreseins" zu akzeptieren.

MENDEL, der 1881 die Manie monographisch mit dem Ergebnis
bearbeitet hatte, daß die seit ESQUIROL vergangenen 63 Jahre Forschung
am Manieproblem keine allgemeine Verständigung ermöglicht hätten,
schlug 1884 vor, den Terminus „Verrücktheit" (WESTPHAL) durch den
bereits von HEINROTH benutzten Ausdruck „Paranoia" zu ersetzen.
Neben der allgemein anerkannten primären Paranoia, die sich ohne

melancholisches Vorstadium entwickelte, gäbe es aber seltene Fälle von „sekundärer Paranoia", die sich langsam aus einem melancholischen Prodrom entwickeln könnten. Für die klinische Wertung dieser seltenen und schwer zu diagnostizierenden Fälle gab er den psychopathologisch gut fundierten Hinweis, daß bei äußerlich ähnlich aussehenden Psychosen mit Wahnideen der Melancholische die Schuld *in sich selbst*, der Verrückte dagegen in der *Außenwelt* suche, ein Kriterium, das als „Zeiger der Schuld" (W. SCHEID) auch für die Prognose involutiver Melancholien große praktische Bedeutung gewonnen hat.

Die klinische Problematik dieser seltenen Fälle, in denen sich nach einer „stilrein" erscheinenden cyclothymen Depression schizophrene Symptomatik entwickelt, war den undogmatisch sehenden Psychiatern immer wieder aufgefallen. So bestritt auch NASSE die apodiktische Lehrmeinung WESTPHALs („Die Verrücktheit entwickelt sich nie aus der reinen Melancholie") und zeigte an 3 Fällen die „plötzliche Umbildung einer klinischen psychischen Krankheitsform in eine neue". Es gehört zu den wichtigsten klinischen Erfahrungen gesehen zu haben, wie sich aus einer stilrein anmutenden cyclothymen Depression — in manchen Fällen unter der Elektroschockbehandlung — akut ein schizophrenes Zustandsbild entwickeln kann. Ohne die Lehre KURT SCHNEIDERs von den „Zwischen-Fällen" und der „Differentialtypologie", die in solchen Fällen lediglich nach mehr schizophrenen oder cyclothymen Zügen in der Psychose fragt, das Gewicht also nicht auf die Zuordnung zu einer Krankheitseinheit legt, sondern sich grundsätzlich mit der Feststellung „Psychose oder Nichtpsychose" begnügt, würde man bei der formalen Ordnung solcher Fälle von der „Hoffnungslosigkeit jeder psychiatrischen Terminologie" überzeugt sein. Auch KRETSCHMERs Theorie von den „Legierungen" bietet brauchbare Möglichkeiten zum Verständnis solcher atypischen Fälle, in denen häufig schon das konstitutions-typologische Erscheinungsbild Hinweise auf die besondere Struktur der Psychose gibt.

In der 2. Auflage bilden nun die Melancholie und die Manie eigene Gruppen. Alle deliranten Zustandsbilder werden in einer eigenen Klasse zusammengefaßt und als neue Rubrik führte KRAEPELIN die „akuten Erschöpfungszustände" ein, eine Klasse von Krankheitsbildern, bei deren Bildung neben dem Amentia-Begriff auch die MEYNERTsche Theorie der Hirnernährungsstörungen eine Rolle gespielt haben mag. Die anderen Nummern seines auf 12 Gruppen erweiterten Systems zeigen keine wesentlichen Neuerungen.

NEISSER war 1887 in seiner Dissertation für den noch immer umstrittenen Katatoniebegriff entschieden eingetreten und hatte an 10 Fällen die weitgehende Übereinstimmung in Symptomatologie und Verlauf mit KAHLBAUMs Beobachtungen gezeigt. Wenn KRAEPELIN auch „diese Zusammenfassung (sc. der Katatonie) ätiologisch, klinisch und prognostisch oft recht voneinander abweichender Zustände bisher für eine schematisierende Überschätzung" hielt, so hob er doch „durch gewisse Erfahrungen veranlaßt", in der 3. Auflage (1889) in der Gruppe des Wahnsinns eine katatonische Unterform hervor. Sie steht gleichberechtigt neben den depressiven, expansiven und halluzinatorischen Unterformen, die, wie auch die übrigen Gruppen, unverändert aus der 2. Auflage übernommen wurden.

KRAEPELIN kam 1891 als Nachfolger FÜRSTNERs von Dorpat nach Heidelberg und die neue (4.) Auflage seiner Psychiatrie, die 1893 erschien, stand im Zeichen des größeren und andersartigen Anschauungsmaterials, das ihm in Heidelberg zur Verfügung stand. Wieder betonte er die Unmöglichkeit wirklich scharfer Grenzen zwischen den einzelnen klinischen Beobachtungstypen, aber auch zwischen Gesundheit und Krankheit. Zu diesen Beschränkungen käme „für alle Zeiten" der Verzicht, eine Einteilung der Seelenstörungen im Sinne des LINNÉschen Systems zu geben. Lediglich die Praxis erfordere eine Aufstellung wissenschaftlich einigermaßen fest begründeter Typen, deren Gruppierung aber nur „ungefähr" eine wirkliche Ordnung des empirischen Materials bedeute. An größeren Änderungen fällt die ausdrückliche Nennung der MEYNERTschen Amentia in der Rubrik der „akuten Erschöpfungszustände" auf, ferner der Verzicht auf die katatone Unterform des Wahnsinns sowie die Aufnahme des von MENDEL empfohlenen Paranoiabegriffes neben den vielseitigen Terminus „Verrücktheit." Neu eingeführt ist die Gruppe der „Psychischen Entartungsprozesse", deren gemeinsames Kennzeichen „die ungemein rasche Entwicklung eines dauernden psychischen Schwächezustandes" ist. Als Haupttypen figurieren hier die Dementia praecox, die Katatonie und die Dementia paranoides. Die Schwierigkeit, den letzten Typ von der Paranoia abzugrenzen, wurde von KRAEPELIN mehrfach betont; nur die großzügige Durchführung seiner Arbeitsmethode, die eine monographische Bearbeitung größerer Gruppen wirklich gleichartiger Fälle unter genauer Berücksichtigung des gesamten Krankheitsbildes nach Ätiologie, Dauer, Verlauf und Ausgang fordert, könne hier weitere Klärung bringen (Vortrag Karlsruhe 1892).

„In dem Entwicklungsgang des vorliegenden Buches bedeutet die jetzige Bearbeitung den letzten entscheidenden Schritt von der *symptomatischen* zur *klinischen* Betrachtungsweise des Irreseins." Mit diesen Worten leitete KRAEPELIN die 5. Auflage seines Lehrbuches ein, die 1896 erschien. Alle „reinen Zustandsbilder" sind aus der Formenlehre verschwunden, die Entstehungsbedingungen, der Verlauf und der Ausgang bilden die Kriterien der neuen Ordnung, die allein eine richtige Prognose gestatte. In vier großen Kapiteln wird die spezielle Psychiatrie abgehandelt, sie tragen die Überschriften: Erworbene Geistesstörungen, Geistesstörungen aus krankhafter Veranlagung, die psychopathischen

Zustände (Entartungsirresein) und die Entwicklungshemmungen. Im Grunde liegt also eine Zweiteilung in „erworbene" und „angeborene" Geistesstörungen vor. Den Zeitgenossen fiel vor allem das Fehlen einer selbständigen Manie und Melancholie auf, denn die Manie wurde unter das „periodische Irresein" subsumiert, das auch „depressive Formen" aufzählt, während die „Melancholie" als selbständiger Typ bei den Psychosen des Rückbildungsalters steht und nicht mehr als Stadium einer differenten Krankheit aufgefaßt wird.

Bemerkenswert ist die Stellung der „Verblödungsprozesse" neben Myxödem und Kretinismus im Rahmen der Stoffwechselerkrankungen, eine Auffassung, die den Anschauungen mancher pathophysiologisch orientierter Forscher (GEORGI) nahekommt, von denen Leberfunktionsstörungen als pathogenetisches Prinzip für gewisse endogene Psychosen angenommen werden.

Schließlich ist noch die Aufnahme der 3. Gruppe, in der die psychopathischen Zustände behandelt werden, von Wichtigkeit, jene Zustände, die I. L. A. KOCH 1891 als erster deutscher Autor schärfer von den Psychosen getrennt hatte.

Überblickt man nun vor der Betrachtung der „klassischen Systematik", wie sie die 1899 erschienene 6. Auflage bringt, die bisherige Arbeit KRAEPELINs und fragt nach einer Idee, die sich gleichsam als Leitmotiv durch die „Suite der Auflagen" zieht, so möchten wir sie in der immer stärkeren Konzentrierung der „endogenen Formen" seelischer Störungen in wenigen Begriffen sehen. Während in der 1. Auflage alle angeführten Gruppen — mit Ausnahme der paralytischen Demenz — endogene Formen enthalten, zeigen die 9 Rubriken der 5. Auflage eine Massierung endogener Formen an zwei Stellen, deren „Ort" jedoch erst in der kommenden Auflage richtig bestimmt wurde.

In seinem Heidelberger Vortrag vom 27. 11. 1897 mit dem Titel „Zur Diagnose und Prognose der Dementia praecox" hatte KRAEPELIN die Fachwelt auf die neuen Begriffe vorbereitet, die zur Grundlage der klinischen Psychiatrie geworden sind. Gleichsam entschuldigend wies er auf die „Vorläufigkeit" der Bezeichnung Dementia praecox hin, unter der er *alle* in einen spezifischen geistigen Schwächezustand ausgehenden Psychosen zusammenfaßte. Dieser Ausgang müsse zum *Wesen* der Krankheit gehören und erlaube so auch eine Abgrenzung von der anderen neuen Gruppe von Psychosen, dem manisch-depressiven Irresein, das *immer* eine *gute Prognose* habe. Als „Paranoia" bezeichnete er die Verläufe ohne Ausgang in Verblödung, deren Abgrenzung von der Dementia paranoides im Einzelfall oft schwierig sei. In der Diskussion lehnten SIEMERLING und SOMMER KRAEPELINs Versuch als „mißlungen" ab, nur ASCHAFFENBURG trat entschieden für die Einheitlichkeit der Dementia praecox-Gruppe ein und riet, bei jedem einzelnen Fall zwischen einer „Generalprognose", die immer schlecht sei, und einer weniger ungünstigen „Schubprognose" zu unterscheiden. Es sei dann möglich, auch die zunächst günstig verlaufenden Fälle von Dementia praecox hier zu rubrizieren. Bereits 1897 hatte ASCHAFFENBURG in einem Vortrag diese Auffassung vertreten, daß „die Krankheitsform der Hebephrenie und Katatonie einen einheitlichen Krankheitsprozeß bilde", wozu E. BLEULER bemerkte: „Ich habe ... die Katatonie zusammen mit der viel selteneren einfachen Hebephrenie schon seit 10 Jahren als eine einheitliche Psychose aufgefaßt." Ihre endgültige schriftliche Fixierung fand die neue Lehre dann in der neuen (6.) Auflage des KRAEPELINschen Lehrbuches, dessen Verbreitung die souveräne Stellung der deutschen psychiatrischen Systematik begründete.

Bevor wir nun die „KRAEPELINsche Ära" der Psychiatrie mit den Auswirkungen der neuen Formenlehre auf die klinische Praxis und die wissenschaftlichen Problemstellungen untersuchen, soll noch die Bedeutung der anatomisch-topischen Bestrebungen für die psychiatrische Systematik gewürdigt werden, eine Richtung, die ihre führenden Vertreter in MEYNERT und WERNICKE gefunden hatte.

Die Entwicklung der anatomischen Forschungsrichtung in der Psychiatrie um die Mitte des vergangenen Jahrhunderts entsprach der Tendenz der allgemeinen Medizin, am morphologischen Substrat neue Erkenntnisse vom Wesen der Krankheit zu gewinnen. ROKITANSKY und VIRCHOW waren die Begründer der klassischen Pathologie und so erscheint es verständlich, wenn MEYNERT als Schüler von ROKITANSKY in Wien mit anatomischen Studien begann und Bau und Leistung des Zentralnervensystems untersuchte. Die Ergebnisse seiner anatomischen Arbeiten haben entscheidend zum Durchbruch der Lokalisationslehre beigetragen, an deren Beginn die Entdeckung des motorischen Sprachzentrums (BROCA) steht. MEYNERT untersuchte den Verlauf und die Endigung der motorischen und sensiblen Bahnen, er unterschied die corticalen von den subcorticalen motorischen Zentren und gab eine übersichtliche Anordnung der verwirrenden Fülle von Fasern und Bahnen durch ihre Trennung in die „Assoziations- und Projektionssysteme". Als er 1866 in die Wiener Irrenanstalt eintrat, übertrug er mehr und mehr die an der Anatomie und Physiologie des Zentralnervensystems gewonnenen Kenntnisse auf die psychischen Funktionen und kam so schließlich zu einer Auffassung, die in den psychischen Erkrankungen nur Störungen des Baues, der Leistung und der Ernährung des Vorderhirnes sah. Wohl schloß er sich der KAHLBAUMschen Forderung nach Verlaufsdiagnostik als einer der ersten namhaften Fachvertreter an und hob in seinem Vortrag über „Fortschritte der Lehre von den psychiatrischen Krankheitsformen" (1877) KAHLBAUMs Verdienste um die Systematik hervor, indem er schrieb: „Das Bedürfnis nach der Aufstellung primärer Formen außer Melancholie und Manie drückte unter den deutschen Autoren zuerst Dr. KAHLBAUM aus." Aber das Primat der anatomischen Methode für eine natürliche und „einzig klare Anordnung" des Stoffes bleibt für ihn erhalten. So verglich er die nicht anatomisch orientierte Psychiatrie mit einer Ophthalmologie, die ihre Systematik nach den subjektiven Sehstörungen des Patienten richtet und nicht nach den ihnen zugrunde liegenden faßbaren Prozessen am Sehorgan. Das Hauptwerk MEYNERTs, die 1884 erschienene „Psychiatrie", wurde in der KRAEPELINschen Besprechung als „spekulative Anatomie" bezeichnet. Auf der Theorie des funktionellen Gegensatzes zwischen Hirnrinde und den Stammganglien, auf seine Anschauung von der Wirkung differenter cerebraler Zirkulationsstörungen und auf der Hypothese vom Primat der *Bewegung* baute MEYNERT seine Systematik auf, in der auch die Ergebnisse der Lokalisationsforschung (FRITSCH, HITZIG, MUNK u. a.) aufgenommen wurden. Seine Klassifikation bringt 3 große Gruppen: die anatomischen Veränderungen, die Ernährungsstörungen und die Intoxikationen. In der ersten Gruppe werden die psychischen Störungen bei Mißbildungen und Herderkrankungen sowie die Psychosen bei „diffusen Prozessen" abgehandelt. Die Ernährungsstörungen bewirken als „corticale Reizzustände" manische und melancholische Bilder, während unter der Rubrik „lokalisierte reizbare Schwäche" die verschiedensten psychopathologischen Syndrome aufgezählt werden, die ihre Ursache in nutritiven oder funktionellen Störungen der subcorticalen Ganglien haben sollen.

Der topisch-anatomische Gesichtspunkt der ersten beiden Gruppen wird aber in der 3. Gruppe zu Gunsten eines ätiologischen Kriteriums verlassen, so daß sein System — abgesehen von seinem durchweg hypothetischen Charakter — auch kein durchgehendes pathogenetisches Einteilungsprinzip besitzt. In späteren Arbeiten hat MEYNERT besonders seine Amentialehre weiter ausgebaut und in den „Klinischen Vorlesungen über Psychiatrie" niedergelegt, jene Lehre, die eine nachhaltige Wirkung auf die Psychiatrie seiner Zeit hatte und erst allmählich von der Dementia praecox sowie später durch BONHOEFFERs Lehre von den exogenen Prädilektionstypen ersetzt wurde.

BODAMER[1] nennt in einer psychiatriegeschichtlichen Studie WERNICKEs Lehre das „reinste, folgerichtigste und geschlossenste Systemgebilde,

---

[1] BODAMERs Methode psychiatriegeschichtlicher Forschung geht über die Deskription des geschichtlich Gewordenen und gewissermaßen Abgeschlossenen weit hinaus. Er versucht, der geistesgeschichtlichen Fundierung der Psychiatrie im ganzen der „Materialisationsphänomene des objektiven Geistes" nachzuspüren und ihre Verbindung nach vielen Seiten zu zeigen. Die Bewältigung der uns gestellten Aufgabe in dieser Form schien uns jedoch über den klinisch-psychiatrischen Aspekt so weit hinauszugehen, daß der eigentliche Kern der Arbeit — die Entwicklung der Systematik — verdeckt worden wäre.

das wir in der Psychiatrie kennen". Fragen wir nach den Bedingungen für die Reinheit und Geschlossenheit seines Systems, so steht an erster Stelle eine konstruktiv-deduktive Begabung, die es ihm ermöglichte, eine Grundthese folgerichtig durch alle empirischen Beobachtungen zu erweitern und zu vertiefen. In Übereinstimmung mit den Erkenntnissen der französischen analytischen Psychologie, die in den Äußerungen des Lebens die Wirkungen eines mechanisch-cerebralen Systems sah, versuchte er die seelischen Krankheitserscheinungen aus den mechanischen Störungen der ihnen zugrunde liegenden Apparate zu erklären. Damit beschränkte sich WERNICKE gleichsam auf den dreidimensionalen — anatomischen — *Raum*, während KAHLBAUM und KRAEPELIN als 4. Dimension die *Zeit* mitberücksichtigten, in der sich die räumlichen Vorgänge abspielen. Der Zeitfaktor ist jedoch nicht im Sinne v. MONAKOWs aufzufassen, der von einer „chronogenen Lokalisation" spricht, d. h. von dem biologisch relevanten Zeitpunkt, an dem ein Prozeß einsetzt, sondern auch die *Dauer* der Krankheit und die nur in ihr und durch sie möglichen Veränderungen und Anpassungen sollten konstitutiv für psychische Krankheitsformen werden.

Der klinisch-empiristische Standpunkt KRAEPELINs stand, wie wir sahen, in einem gewissen Gegensatz zur analytischen romanischen Psychiatrie, der aus der Symptomanalyse die Synthese einiger Krankheitseinheiten gelungen war, während KRAEPELIN den Zeitfaktor miteinbeziehen mußte, um zu übergeordneten Begriffen zu kommen. WERNICKE ist im Grunde der einzige deutsche Vertreter dieser analytisch-deduktiven Methode, deren Anwendung ihm den Schluß vom jeweiligen Zustandsbild auf die Krankheitsform gestattete. Jedes beliebige Zustandsbild ist für ihn der Ausdruck gesetzmäßiger Vorgänge am Zentralnervensystem und die klinische Erfahrung mußte ihn zu einer immer souveräner vollzogenen Übertragung der Ausdrucksphänomene auf das Wesen der ihnen zugrunde liegenden Prozesse oder Funktionen führen. Hierin folgte er dem Trugschluß des materialistischen Positivismus, der in Analogieschlüssen zu der scheinbaren Identität neuropathologischer Störungen mit psychopathologischen Erscheinungen gekommen war.

Auch die Berührung mit der Psychiatrie HEINRICH NEUMANNs bestimmte ihn zu einer Bevorzugung symptomatologischer Studien, obwohl er sich von der Lehre der „Einheitspsychose" bald gelöst hatte und durch die in seine Assistentenjahre fallenden Entdeckungen von FRITSCH und HITZIG für die Lokalisationslehre gewonnen wurde. Die genaueste Beobachtung und Erfassung des aktuellen Zustandsbildes, des „hic et nunc" faßbaren Symptoms blieb für ihn immer der Schlüssel zum Verständnis neurologischer und psychischer Störungen. Der Anschauungsunterricht, den er später bei MEYNERT erfuhr, bestärkte ihn

in seiner Methode, die psychopathologischen Symptome auf Funktionsstörungen innerhalb des Zentralnervensystems, also auf pathophy-
siologische Erscheinungen zurückzuführen.

Seine erste große Arbeit mit dem Titel „Der aphasische Symptomenkomplex" (1874) nannte er eine „psychologische Studie auf anatomischer
Basis". Wir erkennen hier WERNICKE als einen Anhänger der Assoziationslehre. Das Gehirn ist das Assoziationsorgan und die Seele ist
die Summe der möglichen Assoziationen. Auf die Großhirnrinde lokali-
sierbar sind nur die „elementarsten psychischen Funktionen", was über
diesen Elementen als höhere komplexe Funktionen steht, wie Denken,
Begriffsbildung, Bewußtsein, ist eine Leistung der „Assoziationssysteme".
Die psychischen Störungen entstehen durch den Zerfall („Sejunktion")
der Assoziationen. Die Aphasie ist ihm Modell für die Störbarkeit aller
psychischen Abläufe, die ja nach dem Schema des „psychischen Re-
flexes" verlaufen, wie ihn GRIESINGER (1843) mit der Verschmelzung
der neurologischen Reflexlehre und HERBARTs Assoziationspsychologie
in die Psychopathologie eingeführt hatte. Die Empfindung wird zum
Zentralorgan geleitet, gelangt auf ihrer „intrapsychischen Bahn" zum
motorischen Zentrum und wird in Bewegung umgesetzt. Auch die
Vorstellungen sind nur umgewandelte, zentral rezipierte Empfindungen,
die andere Vorstellungen ermöglichen oder Bestrebungen auslösen. Bei
der Aphasie ist nur der Reflexbogen unterbrochen, sie gehört zu den
„psychischen Herderkrankungen" und ihr Studium ist geeignet, das
Verständnis für die anatomischen Grundlagen vieler psychischer
Funktionen zu fördern.

Später hat WERNICKE dann die Ergebnisse seiner Aphasiestudien
auf die Erklärung anderer psychopathologischer Erscheinungen über-
tragen und so ein monistisches System von imponierender Größe und
Geschlossenheit entwickelt.

Wenn wir nun versuchen, die Grundgedanken seiner „naturwissenschaftlichen Ordnung" der psychischen Phänomene herauszuarbeiten,
dann kann es keinem Zweifel unterliegen, daß WERNICKE die neurologische Methode auch auf Erscheinungen ausgedehnt hat, die ihrer
Natur nach einer anderen Kategorie angehören. Während KRAEPELIN
in der Antrittsvorlesung bei der Übernahme des Dorpater Lehrstuhls
bereits 1883 die Allgemeingültigkeit des GRIESINGERschen Dogmas
„Geisteskrankheiten sind Gehirnkrankheiten" in Frage stellte, indem
er betonte, daß die Beziehungen zwischen Körper und Geist mit der
Annahme eines einfachen kausalen Zusammenhanges nicht erschöpft
sind, modifizierte WERNICKE lediglich die apodiktische Form der
GRIESINGERschen These. „Geisteskrankheiten sind wohl Gehirnkrankheiten, aber Krankheiten des Gehirns von besonderer Art und besonderem
Sitz" und in der ersten Vorlesung seines „Grundrisses" bezeichnet er

als den Sitz der Psychosen das transcorticale Assoziationsorgan, von dessen Fasermasse die Krankheit nicht „kompakte Massen" wie bei den organischen Herderkrankungen, sondern „einzelne Individuen" befällt, analog den Vorgängen bei der degenerativen Neuritis. Welche Fasern oder Bahnen betroffen sind, also die Art der Krankheit, richtet sich nach der „Norm der Funktion", da eine morphologische Differenzierung nicht erkennbar sei.

Seine Gehirnpathologie zeigt also bereits Differenzierungen, die besonders deutlich an der Gliederung der Bewußtseinsfunktion werden. Das Bewußtsein war für WERNICKE ohne ein Organ nicht denkbar, daher wurde für ihn die Großhirnrinde zum postulierten Bewußtseinsorgan und entsprechend der ontogenetisch verschiedenen Reifungsstadien unterschied er auch verschiedene „lokalisatorisch differente Bewußtseinsbezirke", denen als Funktionsvarianten das Körperbewußtsein, das Bewußtsein von der Außenwelt und das Bewußtsein der Persönlichkeit entsprechen. Jeder Ort des Bewußtseins könne isoliert erkranken; so sei bei der Manie und Melancholie nur das — vulnerabelste — Persönlichkeitsbewußtsein betroffen, während bei anderen Psychosen das Körperbewußtsein oder das Bewußtsein von der Außenwelt erkrankt sei. Dieser „Bewußtseinstopik" liegen auch gewisse biologische Wertungen zugrunde, die den streng naturwissenschaftlichen Rahmen überschreiten und auf die späteren psychologischen Schichttheorien hinweisen, wie sie unter anderen ROTHACKER vertritt. Beide Theorien enthalten den nicht ohne weiteres hinzunehmenden Ansatz, morphogenetische Fakten wie die differente Entwicklung der Hirnrinde als Stütze für psychologische Anschauungen und Wertungen zu benutzen.

Zeigt schon das Bild von der „degenerativen Neuritis" bei der Selektion der befallenen Bahnen innerhalb des Assoziationsorganes die Fragwürdigkeit der Analogie zwischen neurologischen und psychischen Vorgängen, so verstärkt sich diese Skepsis bei der Untersuchung des WERNICKEschen Grundschemas der Geistesstörungen, das er nach dem Modell der Aphasie bildete. Hier werden als Störungsmodi die von der Nervenphysiologie bekannten Formen möglicher Funktionsabwandlungen eingesetzt und so ergeben sich schließlich aus dem Trinom der sensorischen, intrapsychischen und motorischen Bahn 9 pathologische Typen, mit deren Hilfe jede beliebige klinische Form unterzubringen sei. Wenn WERNICKE glaubte, mit dieser Einteilung dem Lernenden das „Prokrustesbett eines künstlichen Einteilungssystems" zu ersparen, so empfinden wir heute diese Ordnung psychischer Phänomene als ein wissenschaftliches Zeremoniell, durch das die Mannigfaltigkeit der Erscheinungen in ein nahezu fugenloses Verlies wirklichkeitsfeindlicher Abstraktion gezwängt wird.

Neben manchen Termini, die Eingang in die Sprache der psychiatrischen Wissenschaft gefunden haben (u. a. die akute Alkoholhalluzinose, die überwertige Idee, die Unterscheidung zwischen Merkfähigkeit und Gedächtnis), sind es seine Symptomanalysen, die bleibenden Wert haben. Aber auch die später von HOCHE vertretene Lehre von den präformierten funktionellen Mechanismen klingt bei WERNICKE als Grundprinzip an, da die dem Psychischen zugrunde liegenden Apparate immer nur gesetzmäßig reagieren können, gleichgültig, welche Noxe sie trifft. Aus dieser Grundanschauung ergibt sich auch die Ablehnung eines ätiologischen Einteilungsprinzipes. ZIEHEN hat sich ihr später vorbehaltlos angeschlossen.

Fragt man nun vom heutigen Standpunkt aus nach der historischen Aufgabe einer anatomisch orientierten Systematik, die ihren Kulminationspunkt um die Jahrhundertwende überschritten hatte und von der Psychiatrie mit Ausnahme der KLEISTschen Schule nicht aufgenommen wurde, so kann man sie in der Bemühung sehen, folgendes Prinzip zu verwirklichen: es ist nicht die Aufgabe der Psychiatrie, das Leib-Seeleproblem mit spekulativen Methoden zu erforschen, sondern die Beziehungen zwischen somatischen und psychischen Erscheinungen zu untersuchen und sie nach Möglichkeit auf faßbare Befunde zurückzuführen. Die nüchterne Tatsachensprache der Zentrenlehre hat viele Spekulationen über seelische Funktionen abgeschlossen, die ohne Kenntnis lokalisierbarer Leistungen nie zu einem gültigen Ergebnis geführt hätten. Die spekulative Naturphilosophie wurde von den exakten Methoden der Hirnanatomie, der Pathophysiologie und der experimentellen Psychologie abgelöst.

Aber der zunächst berechtigte Anspruch auf Ablösung der „romantischen Psychiatrie" durch die Neuropathologie wurde einerseits durch die spekulative Überhöhung der erzielten Forschungsergebnisse verwirkt, vor allem aber auch durch die Übertreibung des morphologischen Prinzipes, das zur Erklärung vieler Phänomene herangezogen wurde, die sich auf Grund ihrer Eigengesetzlichkeit der wesensfremden Methode versagten. Und schließlich konnte auf die Dauer eine klinische Forschung nicht befriedigen, die den Menschen nur als mechanistisches Wesen sah und das Spezifisch-Menschliche, die „Leiden und Taten" der Persönlichkeit gänzlich aus der Betrachtung ausschloß.

Im Gegensatz zu HEGELs Lehre erfolgte hier nicht aus These und Antithese (Naturphilosophie und Hirnpathologie) eine konstruktive Synthese, sondern noch während des Höhepunktes der „antithetischen" Hirnpathologie entwickelten sich neue Richtungen, die heute zum wesentlichen Bestand der psychiatrischen Forschung gehören. Da diese Bestrebungen aber bisher nur die Auffassung psychopathologischer Erscheinungen entscheidend beeinflußten, die systematische Ordnung aber nur in den Randprovinzen betrafen, mögen nur die Namen jener Forscher genannt werden, deren Ideen viele Problemstellungen der Psychiatrie bestimmen. Als Reaktion auf die Monotonie der alles-erklärenden Assoziationspsychologie knüpft sich an die ersten Arbeiten von v. EHREN-FELS und MEINONG die Entwicklung der Gestaltpsychologie, die aber erst Jahrzehnte später zu fruchtbaren klinischen Ergebnissen geführt hat (GELB, GOLDSTEIN, CONRAD, MATUSSEK). Kurz nach dem Er-scheinen dieser Arbeiten publizierten BREUER und FREUD 1893 eine Studie „Über den psychischen Mechanismus hysterischer Phänomene". Diese „vorläufige Mitteilung" enthielt bereits die Grundthesen der Psychoanalyse, ihr Erscheinen muß durchaus als singuläres Ereignis gewertet werden, das neben der ungeheuren allgemeinen Wirkung auch die spezielle Psychiatrie fortdauernd beeinflußt.

Ein Jahr später trug DILTHEY in Berlin seine „Ideen über eine beschreibende und zergliedernde Psychologie" vor. Er wandte sich gegen die konstruktive Psychologie, die nach dem Vorbild der atomistischen Physik die seelischen Phänomene aus den physiko-chemischen Kräften und Gesetzen erklären wollte. Im psycho-physischen Parallelismus, dessen Vertreter auch in den mächtigsten geistigen Tatsachen nur Begleiterscheinungen des Leibes sahen und in der Konzentrierung der Psychologie auf zwei Klassen von Phänomenen (Empfindungen und Gefühle), erläuterte er den hypothetischen Charakter der erklärenden Psychologie. Die Aufgabe der Psychologie sah er dagegen in der Bildung eigener Methoden, die der Eigenart des Objektes entsprechen, nicht aber in der Übertragung naturwissenschaftlicher Methoden auf Gegen-stände der Geisteswissenschaft. Die von DILTHEY gegebenen An-regungen sind in ihrer Bedeutung für die Psychiatrie von JASPERS erkannt und als Methode des „Verstehens" in die Psychopathologie eingeführt worden. Auch die sich um die Jahrhundertwende ent-wickelnde „Bewußtseinspsychologie" versuchte, die Assoziationslehre durch „introspektive" Methoden (BRENTANO, MEINONG u. a.) oder durch experimentelle Verfahren (WUNDT, O. KÜLPE) zu ersetzen, während TH. LIPPS die besondere Bedeutung der „Ich-Qualität" im Ganzen des Bewußtseins untersuchte.

So bietet sich am Ende des 19. Jahrhunderts folgende wissenschafts-geschichtliche Situation: nach Überwindung der teils naiven, teils spekulativen Periode der vorwissenschaftlichen Psychiatrie schuf die klinisch-empirisch und organpathologisch forschende Richtung praktisch brauchbare Krankheitseinheiten, die sich nun sowohl empirisch zu bewähren hatten als auch zeigen mußten, ob sie den kritischen An-sprüchen der neuen Theorien standhalten würden.

II. Die Kraepelinsche Ära in der Psychiatrie (1899—1920).

Die Bedenken, die man noch 1898 in der Diskussion des Heidelberger Vortrages gegen die neue Klassifikation geäußert hatte, verschwanden nach Erscheinen der neuen Auflage, in der Kraepelin seine Lehre von den beiden großen endogenen Formenkreisen in Einzelheiten vortrug und das Gemeinsame an zahlreichen Schilderungen von Symptomatologie und Verlauf nachwies. Mit der Anerkennung dieser genialen Vereinfachung verschob sich der Schwerpunkt der psychiatrischen Forschung von der *Diagnostik* wieder auf die *Analyse* des Einzelsymptoms. Denn die Zusammenfassung so verschiedenartiger Erscheinungsformen in *einer* großen Gruppe, ohne Berücksichtigung ihrer oft unverkennbaren Eigenart mußte zu ständigem innerem Widerspruch führen und damit zum Versuch, qualitativ differente Strukturen am Symptom zu erkennen.

Die Analyse des Einzelsymptoms lag auch mehr im Zuge jener vom Einbruch der Psychologie in die Medizin charakterisierten Jahre, obwohl sich greifbare Ergebnisse erst viel später etwa mit Bleulers Schizophreniebegriff zeigten. Das Beharrungsvermögen wissenschaftlicher Tendenzen in Forschung und Praxis ist außerordentlich groß. Der Schwung eines großen tragenden Impulses, wie ihn die seit Griesinger wirksame neuropathologische Lehre zeigte, läßt nur allmählich nach und auch die hinter den neuen Richtungen stehenden geistigen Kräfte brauchen Zeit, um reale Gestalt annehmen zu können.

So sehen wir, daß weder Diltheys Ideen unmittelbar wirksam wurden noch Freuds, von Charcot und Bernheim in Frankreich vorbereiteter Einfluß sofort konkrete Folgen in der Psychiatrie hervorrief. Noch weniger gelang es der experimentellen Psychologie, wie sie Kraepelin und Ziehen zur Unterstützung der physiologischen Psychologie forderten, als klinische Methode festen Fuß zu fassen. Es schien vielmehr, als wäre mit Kraepelins Werk das Wesentliche in der Psychiatrie getan und mit dieser Einsicht verband sich ein klinischer Konservativismus von außerordentlichem Beharrungsvermögen.

Auch die von Kraepelin 1892 inaugurierten pharmakopsychologischen Untersuchungsmethoden fanden lange Zeit nicht genügend Beachtung, bis die Heidelberger Schule nach dem Ersten Weltkrieg dieses Forschungsprinzip wieder aufnahm und das Studium der sog. „Modellpsychosen" in der Meskalinmonographie von Beringer einen formalen Höhepunkt erreichte.

Hoche allein versuchte, gegen das Übergewicht der Krankheitseinheiten eine gewisse Opposition zu treiben, die aber keineswegs von einem psychologischen Impuls getragen war, sondern von der Theorie ausging, daß der Schluß von den Symptomen — und in seinem Sinne war auch der Verlauf nur ein Symptom — auf die Krankheit nicht

möglich sei. Natürlich sei es das Ziel der Psychiatrie zu Krankheitseinheiten nach dem Vorbild der somatischen Medizin zu kommen, aber
zunächst könne man nur „Symptomenverkuppelungen" feststellen, die
als „Einheiten zweiter Ordnung" zwischen den Einzelsymptomen und
den vorläufig utopischen Krankheitseinheiten stünden. Waren es 1904
rein praktische Erwägungen im Hinblick auf den akademischen Unterricht und die Prüfung in dem seit kurzem obligatorischen Fach Psychiatrie, aus denen HOCHE seine Forderung nach allgemein gültigen und
überall verbindlichen Bezeichnungen ableitete, so entstand in den
folgenden Jahren eine Syndromenlehre von großer theoretischer Bedeutung. 1912 hat HOCHE dann seine Anschauungen im Grundriß vorgetragen, eine ausführliche monographische Bearbeitung der Syndromenlehre — wie wir sie etwa von KROLL für die neuropathologischen Syndrome kennen — ist aber nie erfolgt. Als einzigen sicheren Besitz der
psychiatrischen Wissenschaft bezeichnete HOCHE die Tatsache, daß
psychische Phänomene nur dort möglich sind, wo eine hochdifferenzierte
Nervensubstanz vorhanden ist. Während die Forschung nach Krankheitseinheiten im Sinne KRAEPELINs eine Jagd nach einem Phantom
sei, ergäben sich aus seiner Syndromenlehre folgende Möglichkeiten die
Seelenstörungen zu gruppieren. In einer ersten Gruppe stehen die
Störungen, deren Symptomatologie sich im wesentlichen aus der Auslösung präformierter Symptomenkomplexe ergibt, dagegen werden bei
der zweiten Gruppe regellos neue Symptomenkomplexe nach unbekannten Bedingungen gebildet. Die sog. endogenen Psychosen lösen
nach HOCHE besonders leicht bereitliegende Syndrome aus; die verschiedenen Noxen bewirken die Manifestierung gleichsam parat liegender
Mechanismen, über die das Gehirn verfügt. Im epileptischen Anfall,
der ebenfalls durch die verschiedenartigsten Schädigungen ausgelöst
werden kann, sah HOCHE einen analogen Vorgang, auch hier brauche
das Gehirn seine Reaktionsweise nicht erst zu *lernen*, sie sei vielmehr
funktionstüchtig präformiert und bedürfe nur eines ausreichenden
Anlasses, um sofort in Erscheinung treten zu können.

Die Lehre HOCHEs ging, wie wir bei WERNICKE gesehen hatten, im
Grunde auf Anschauungen von GRIESINGER zurück, in dessen Bild vom
psychischen Reflex eine Grundtatsache der Reflexlehre zum Ausdruck
kam, nämlich die Auslösung bestimmter — sei es normaler, sei es pathologischer — Funktionen bei Einwirkung gewisser Reize. Bei allen
Autoren, die diese Lehre in reiner oder verwandelter Form vertraten,
darf man bei der Kritik ihres Erkenntniswertes nicht vergessen, daß
es sich ja nur um ein Bild handelt, um eine Metapher, deren Anwendung
seelische Phänomene wohl anschaulicher machen kann, das Verständnis
ihres *Wesens* aber keineswegs fördert. Da HOCHEs Lehre vorwiegend
der kritischen Besinnung diente, dem „Transobjektiven" der seelischen

Phänomene aber mangels eines schöpferischen Impulses nicht näher kommen konnte, verlor sie später an Bedeutung und ist ohne Nachfolger geblieben. Man kann allerdings die Theorie Carl Schneiders von den schizophrenen Symptomenverbänden als Fortführung Hochescher Gedankengänge auffassen, denn in diesen „zusammen auftretenden Elementarvorgängen" zeigen sich „biologische Radikale" (Kretschmer), die Carl Schneider für den Spezialfall der Schizophrenie untersucht hat. Dem geringen Einfluß der Syndromenlehre auf die Psychiatrie — nur F. Hartmann hatte 1913 in Anlehnung an Hoche eine Klassifikation seelischer Störungen versucht — steht seine klinisch fruchtbare Trennung von Rand- und Achsensymptomen gegenüber, wie sie nach dem Vorgang von Seelert und Sterz auch von Kurt Schneider in abgewandelter Form als obligate und fakultative Symptome beim Aufbau der körperlich begründbaren Psychose benutzt werden. Kehrer schloß sich 1925 bei einer kritischen Würdigung der Hocheschen Syndromenlehre der Forderung von Jaspers an, eine Skala der Syndrome aufzustellen, aus deren klinischer Anwendung numerisch einwandfrei hervorgehen würde, welche Syndrome ausschließlich, häufig, selten oder nie *zusammen* vorkämen. Die Auswertung der so gewonnenen Ergebnisse könne einige Einblicke in die der Deskription verborgene Struktur der Syndrome geben.

Der Versuch, die Kraepelinsche Systematik mit Hilfe der Syndromenlehre zu entwerten, muß also als gescheitert bezeichnet werden und es fragt sich nun, ob andere Vorstöße unternommen wurden, um die souveräne Stellung der endogenen Krankheitseinheiten zu erschüttern oder wenigstens einen Ausgleich in Gestalt eines geschlossenen Systems exogener Krankheitsformen zu schaffen.

Bei der Beobachtung psychischer Störungen im Verlauf urämischer und typhöser Erkrankungen war es Bonhoeffer aufgefallen, daß einer bekannten spezifischen Noxe, z. B. dem Typhustoxin kein bestimmtes pathognomisches psychisches Bild entsprach, das Gehirn vielmehr im Gegenteil auf differente exogene Schädigungen, vor allem auf die verschiedenen Gifte in gleicher Weise reagieren könne. Dieser ersten Mitteilung aus dem Jahre 1908 folgten weitere Arbeiten, in denen Bonhoeffer nicht nur die besondere Art des Reagierens auf äußere Schädigungen in den „exogenen Prädilektionstypen" charakterisierte, sondern auch die Eigenheiten des klinischen Verlaufes dieser exogenen Reaktionen schilderte. Der Verlauf ist nicht aus dem jeweiligen Zustandsbild abzulesen, sondern er richtet sich nach der Schwere der Noxe oder der Grundkrankheit. Unter dem Einfluß Wernickes nahm Bonhoeffer damals für den Fall, daß die klinische Prüfung den Unterschied zwischen endogenen und exogenen Bildern bestätigen würde, verschiedene Angriffsstellen der Noxe im Gehirn an. Wohl gab er die Möglichkeit zu, daß sehr selten manische Bilder exogener Ätiologie entstehen können, die Entstehung endogen-depressiver Zustände unter der Einwirkung exogener Noxen wurde aber strikt abgelehnt. Es gab für Bonhoeffer keine symptomatische cyclothyme Depression, eine Auffassung, die er auch später gegenüber seinen Kritikern (besonders G. Specht) aufrechthielt. Specht hatte ja 1913 auf Grund von Selbstbeobachtungen die Ansicht vertreten, daß es sich bei den endogenen Bildern nicht um etwas qualitativ anderes handele, sondern nur um eine quantitative Steigerung derselben Vorgänge, die zunächst zur Ausbildung exogener Formen führen. Es gab für ihn also keinen grundsätzlichen Unterschied, sondern nur Intensitätsschwankungen bei der Entstehung und Bewertung der psychotischen Symptomatik; nicht die *Art*, sondern nur die *Menge* des zugeführten Giftes entscheide über die Ausbildung exogener oder endogener Bilder. Trotz der Einwände von Specht und Knauer hat Bonhoeffers Lehre ihre klinische Bedeutung behalten, es ergab sich jedoch nach den Untersuchungen von Seelert, Stertz und Krisch die Notwendigkeit einer feineren Differenzierung der exogenen Typen, auf die wir im 3. Kapitel eingehen werden.

Von gleicher Bedeutung waren die Arbeiten Bonhoeffers über die Entstehung von Wahngebilden verschiedenster Art auf dem Boden der Entartung. In seinem Breslauer Material psychotischer Häftlinge hatte er Formen beobachtet, die weder zu den beiden großen Kraepelinschen Formenkreisen gehörten, noch zu den epileptischen Psychosen. 1907 veröffentlichte er seinen ersten klinischen Beitrag zur Lehre von den Degenerationspsychosen. Die Art der Persönlichkeit, die besondere Labilität des „Persönlichkeitsbewußtseins" ließe episodische Wahnbildungen nichtschizophrener Genese zu. Von den eigenartigen hysterischen Dämmerzuständen, die Ganser 1897 beschrieben hatte, unterschieden sich diese Fälle ebensosehr durch das Fehlen von Bewußtseinsstörungen, als durch den undemonstrativen Charakter der Veränderung, die den bei Häftlingen naheliegenden Gedanken an situative Faktoren (Simulation) weitgehend ausschloß.

Bereits im folgenden Jahr zeigte Birnbaum, ebenfalls an Häftlingen, Reaktionen, die von der Dementia praecox scharf abzugrenzen seien. Es handele sich vielmehr um einen neuen Krankheitstyp, den er als degenerative Wahnpsychose bezeichnete. Die Psychose begänne aus verständlichem, von Affekten getragenen Anlaß und zeige vorzugsweise während der Dauer der psychischen Belastung psychotische Züge. An anderen Beobachtungen erweiterte er später seine Auffassung von den psychogenen Psychosen und kam 1911 zu dem Ergebnis, daß auch chronisch progressive Wahnbildungen durch *affektiv* wirkende Geschehnisse bei Vorliegen einer psychogenen Disposition verursacht werden können. Bei der Unterscheidung, ob es sich im Einzelfall um eine echte, erlebnisunabhängige Psychose handele, oder um eine vom Erlebnis und der Persönlichkeit getragene psychotische Reaktion bleibt als das diagnostisch einzig Entscheidende, wenn alle übrigen Kriterien versagen, der bei den Reaktionen stets vorhandene „innere Zusammenhang" zwischen Erlebnis und Symptom.

E. Bleuler sah dagegen den Ursprung der wahnhaften Einbildungen der Degenerierten nicht im veränderten Grundzustand des Individuums. Vielmehr handele es sich um „ausgelöste Erscheinungen auf einer dauernd krankhaften Basis". Die von Birnbaum beschriebenen Fälle müsse man daher zur Gruppe der Schizophrenien zählen, deren Umfang von Bleuler im Vergleich zu Kraepelins Dementia praecox ganz erheblich erweitert wurde, wie der jahrelang vorbereitete Handbuchbeitrag Bleulers zur Schizophreniefrage (1911) zeigt. Der neue Name wurde aus mehreren Gründen gewählt. Neben rein sprachlichen Bedenken gegen den Terminus „Dementia praecox" sollte der neue Name nicht den für Kraepelin unerläßlichen Ausgang in Demenz präjudizieren, vor allem aber sollte das psychopathologische Grundsymptom, die *Spaltung* der psychischen Funktionen auch im Namen der Krankheit zum Ausdruck kommen.

Neben diesen Arbeiten von Birnbaum und Bonhoeffer mit ihrer Tendenz, die scharfen Grenzen zwischen Psychose und Erlebnisreaktion zu verwischen, schufen Gaupps Paranoiastudien und Friedmanns Begriff der „milden Paranoia" die Grundlagen für die Paranoia-Auffassung der Tübinger Schule, deren geschlossenstes Werk in Kretschmers „Sensitivem Boziehungswahn" vorliegt.

. An den Ergebnissen dieser Studien zeigen sich die ersten Früchte eines wieder mehr psychologischen und genetischen Verständnisses für psychische Störungen und unbeschadet des Wahrheitsgehaltes der auf diesen Beobachtungen basierenden Schlüsse ist es das Verdienst dieser Autoren, die Abkehr von einer einseitigen rationalen Psychologie vollzogen zu haben. Wenn man daran denkt, daß etwa bei Ziehen Begriffe wie Gefühl, Affekt, Trieb peinlich vermieden werden und alles Seelenleben auf den monoätiologischen Mechanismus von Empfindungen und Vorstellungen reduziert wurde, dann kann man diese Wendung nur als Befreiung von einer steril gewordenen Methode empfinden.

Es realisierte sich in jenen Jahren nach der Jahrhundertwende ein einschneidender geistesgeschichtlicher Prozeß, in dessen Verlauf das von der Philosophie Schopenhauers und Nietzsches vorbereitete *voluntaristische Prinzip* wieder die Führung übernahm und die Erforschung trieb-dynamischer Zusammenhänge *vor* der Deskription und Analyse statischer Gegebenheiten rangierte. Damit wurde auch die Alternative, vor die sich die Psychiatrie, dem Wesen ihres Forschungsgegenstandes entsprechend, immer gestellt sieht, zugunsten der *psychologischen*

Methoden entschieden, die der Eigengesetzlichkeit psychischer Phänomene mehr entsprechen, während die Entscheidung Griesingers ja für die *somatopathologische* Methode gefallen war, eine Entscheidung, die der inneren Notwendigkeit der damaligen wissenschaftsgeschichtlichen Situation entsprach und die Errichtung des somatischen Pfeilers des psychiatrischen Wissenschaftsgebäudes mit dem aus Hirnanatomie, Physiologie und Neurologie gewonnenen Material ermöglichte.

Auf die zahlreichen Arbeiten, die nach der Begegnung und Auseinandersetzung mit dem voluntaristischen Prinzip für die veränderte Auffassung der psychiatrischen Grundphänomene Zwang und Wahn beispielhaft sind, kann hier nur hingewiesen werden. Wir nennen neben den am stärksten von Freud beeinflußten Arbeiten der Züricher Schule (Bleuler, Jung, H. W. Maier) die phänomenologischen Studien Jaspers und die Arbeiten der Tübinger Schule, in deren Mittelpunkt besonders nach dem Ersten Weltkrieg die Persönlichkeitsforschung mit biologischen und psychologischen Methoden trat.

Das Gemeinsame dieser neuen Methoden lag in dem Bestreben, die wissenschaftliche Anschauung vom Menschen aus den Fesseln der einseitigen, vorwiegend das Intellektuelle wertenden Assoziationspsychologie und ihrer klinischen Entsprechung, der Gehirnpathologie zu lösen, um die Mannigfaltigkeit der Kräfte und Bedingungen zu zeigen, die an der Bildung der aktuellen Zustandsformen beteiligt sind. So zeigt die Tendenz der Forschung in jenen Jahren die unaufhörlichen Versuche, aus den praktisch anerkannten und klinisch brauchbaren endogenen Formenkreisen Kraepelins Einzelfälle herauszulösen, deren Besonderheiten hinsichtlich der Entstehung, der Symptome und des Verlaufes Bedenken gegen die grob-klinische Alternativordnung Kraepelins wecken mußten.

Mit der Schaffung der exogenen Prädilektionstypen war die klinische Formenlehre trotz der Unspezifität der gefundenen Einzeltypen um eine ganze Klasse einheitlicher Phänomene bereichert worden, aber die zentrale Stellung der Kraepelinschen Lehre blieb dadurch ebenso unberührt wie durch die sich mehrenden Versuche, in den „endogenen Randprovinzen" klinische Formen mit dem Anspruch auf Selbständigkeit zu isolieren. Wie verhielt sich nun Kraepelin und seine engere Schule zu der eigenen Schöpfung? Blieben die beiden Krankheitseinheiten unbeeinflußt von den Zeitströmen oder verschoben sich die Grenzen innerhalb der Grundformen untereinander oder auch in Richtung auf die exogenen Krankheitseinheiten?

Die Auffassung der endogenen Psychosen als Krankheitseinheiten brachte es mit sich, daß man bemüht war, eine scharfe Differentialdiagnose zu treiben, denn die Wesensunterschiede beider Krankheiten, die sich am Ausgang in Heilung oder in Demenz unbestreitbar manifestieren, verlangten eine strenge Trennung und die zugegebenen „atypischen Mischzustände" wurden je nach dem Verlauf schließlich doch einer der beiden Formen zugeordnet. Anfänglich mochte die Dementia praecox-Gruppe zahlenmäßig unverhältnismäßig hoch erscheinen, später wurde dann besonders unter dem Einfluß von Wilmanns der Kreis dessen, was man zum manisch-depressiven Irresein rechnete, so erheblich erweitert, daß auch Kranke mit katatonen Symptomen retrospektiv zum manisch-depressiven Irresein gezählt wurden, wenn die Katamnese Heilung ergeben hatte. Auf die Fragwürdigkeit dieser oft nur brieflich ermittelten „Heilungen" hat vor allem Urstein hingewiesen und auf Grund seiner Nachuntersuchungen an früher manisch-depressiv bezeichneten Patienten wurde der durch die Einbeziehung der Melancholie des Rückbildungsalters (Dreyfus, Thalbitzer) überdehnte Begriff wieder eingeengt. Wilmanns sah in der Aufnahme der von Kahlbaum 1882 Cyclothymie genannten leichten endogenen Stimmungsschwankungen keine Gefahr der Verwässerung des Begriffes „manisch-depressives Irresein", wohl aber erkannte er die Schwierigkeiten, die sich aus der unmittelbaren Berührung mit dem Psychopathieproblem ergaben, da nun die hyperthymen und dysthymen Persönlichkeitsvarianten wesensmäßig von den Intensitätsschwankungen cyclothymer und manisch-depressiver Stimmungen unterschieden werden mußten. Kurt Schneider hat dann später die pathogenetisch einheitlich zu denkenden leichten und schweren Formen des „Wechselmutes" unter dem Namen Cyclothymie vereinigt und ihre scharfe Abgrenzung von den reaktiven und konstitutionellen Verstimmungen vertreten.

Auch der Zeitpunkt der Entstehung endogener Psychosen wurde wiederholt zur schärferen Fassung einzelner Unterformen im Rahmen der großen Einheiten herangezogen. Während Kraepelin keine strenge Bindung an das Lebensalter zugab, versuchte Stransky die Abgrenzung einer Dementia tardiva, die alle Psychosen des höheren Lebensalters mit schizophrener Symptomatik umfassen sollte. Sogar die Bildung einer selbständigen Spätkatatonie wurde angeregt, ihre nosologische Sonderstellung hat Sommer jedoch so überzeugend bestritten, daß ähnliche Versuche nicht wieder unternommen wurden, obwohl Kraepelin in einer Kritik der eigenen Schöpfung 1905 die Notwendigkeit einer ständigen Verschiebung der Altersgrenze bis zur Spätkatatonie zugegeben hatte. Der Münchener Vortrag ist darüber hinaus von besonderem historischen Interesse, denn hier brachte Kraepelin zum ersten Male, die später von Jaspers aufgenommene Unterscheidung zwischen Entwicklung und Prozeß: „Im Querulantenwahn trägt das Leiden mehr den Stempel einer krankhaften Entwicklung als den eines die Persönlichkeit umformenden und zerstörenden Prozesses."

Alle Einzelheiten in der Auseinandersetzung über die Abgrenzung innerhalb der beiden endogenen Formenkreise können nicht erwähnt werden, Zusammenstellungen der kaum noch überschaubaren Literatur finden sich bei A. Pilcz (1901), dann in Stranskys Handbuchbeitrag (1911) und für die neuere Zeit bei J. Lange (1928) sowie in den Sammelreferaten der „Fortschritte der Neurologie und Psychiatrie".

Nur die originelle Lehre von G. Specht verdient wegen ihrer herzhaften Kritik an der konventionellen Paranoiaauffassung erwähnt zu werden. Einleitend wies Specht auf den Schrumpfungsprozeß hin, der aus der ursprünglich gewaltigen Paranoiagruppe nur die wenigen Fälle übrigließ, die auch Kraepelin zur Paranoia zählte, jene Fälle, „in denen sich von Anfang an klar erkennbar ganz langsam ein dauerndes unerschütterliches Wahnsystem bei vollkommener Erhaltung der Besonnenheit und der Ordnung des Gedankenganges herausbildet". Entgegen der Lehrmeinung von der Paranoia als der Krankheit des Intellektes $\varkappa\alpha\tau$' $\dot{\varepsilon}\xi o\chi\dot{\eta}\nu$ verfocht Specht die Auffassung, daß das Gefühlsleben primär krankhaft verändert sei. Der paranoische Wahn lasse sich aus den pathologischen Affekten verständlich ableiten, während die Affektstörung als der eigentliche, unableitbare Krankheitsprozeß sich dem Verständnis entzöge. Bereits Hagen hat den Wahn auf primäre Stimmungsanomalien zurückgeführt, auf deren Boden sich die krankhafte Eigenbeziehung (Neisser) entwickeln kann, so daß sich „selbst bei den gleichgültigsten Anlässen das ‚tua res agitur' (Hagen) im Kranken regt". Neben der chronischen Paranoia nehme aber auch die mit ihr oft verwechselte chronische Manie eine nosologische Sonderstellung im Rahmen der „konstitutionellen psychopathischen Zustände" ein.

Spechts eigenartige Auffassung erscheint uns nicht so sehr als Beitrag für die Formenlehre wichtig, sondern als Symptom für die schon mehrfach geschilderte Opposition gegen die Dominanz des Intellektes über die Affekte, während unser Wissen um die Entstehung psychotischer Zustände durch die Verschiebung der Causa prima vom Intellekt auf die Affekte nicht vergrößert wird.

Kraepelins Hinweis auf das diagnostische Gewicht der Unterscheidung zwischen Entwicklung und Prozeß wurde von Jaspers 1910 aufgegriffen, und in einer Studie über den Eifersuchtswahn erfuhren die von Kraepelin nur angedeuteten Termini „Entwicklung einer Persönlichkeit" und „Prozeß" eine methodische Bearbeitung, die sie mit der Gegenüberstellung verständlicher und kausaler Zusammenhänge zur Alternativfrage der Heidelberger Schule und der aus ihr stammenden Psychiater werden ließ. Gegen die Orthodoxie ursprünglich fruchtbarer Methoden, die aber mit der jeder guten und klaren Methode immanenten Verführung zu geistiger Bequemlichkeit belastet sind, hat unseres

Wissens als erster MATUSSEK Bedenken geäußert. Während aber seine Bedenken mehr theoretischer Art sind und sich nicht gegen die Idee der Krankheitseinheiten richten, sondern die dualistische Wertung der Phänomene im Hinblick auf die diagnostische Entscheidung kritisieren, hatte MAYER-GROSS die Frage nach dem Gewinn der Zusammenfassung so verschiedener Bilder in einer Krankheitseinheit aus anderen Gründen mit „Nein" beantwortet. Er befürchtete für die diagnostische Arbeit in den Anstalten eine *Verflachung* der psychopathologischen Untersuchungen, weil die Subsumierung unter eine der großen Einheiten so leicht zu vollziehen sei.

Ehe wir nun in Anlehnung an GAUPP (Berner Referat 1914) vor Beginn der großen kriegsbedingten Pause in der wissenschaftlichen Arbeit zu den in der Klassifikation erzielten Ergebnissen kritisch Stellung nehmen, wollen wir in ZIEHENs Psychiatrie noch einmal eine echte Systembildung mit allen Vorzügen und Mängeln betrachten. ZIEHENs besondere Stellung innerhalb der psychiatrischen Wissenschaft bringt es mit sich, daß die Besprechung seiner Arbeiten nicht streng chronologisch zu erfolgen braucht. 1891 hatte er ein eindeutiges wissenschaftliches Bekenntnis zur Assoziationslehre abgelegt und auf dem „Leitfaden der physiologischen Psychologie" bauen sich seine psychiatrischen Lehrbücher auf, die von 1894—1911 in mehreren Auflagen erschienen. ZIEHEN vertrat in konsequenter Geradlinigkeit bei der Auffassung des Leib-Seeleproblems einen anthropologisch-psychologischen Monismus, dessen Wurzeln zum Teil noch aus der HERBARTschen Assoziationspsychologie stammen. Eine Eigengesetzlichkeit für psychische Phänomene besteht nicht, sie sind an materielle Parallelprozesse in der Großhirnrinde gebunden und können dort grundsätzlich genau lokalisiert werden, selbst wenn dies bisher erst für die vergleichsweise groben psychischen Funktionen des Sehens, des Hörens, des Tastens usw. gelungen ist. Während bei den Reflexen und automatischen Akten die materiellen Vorgänge am Zentralnervensystem ohne psychischen Parallelvorgang verlaufen, sieht er in den Handlungen des Menschen Bewegungen mit psychischem Parallelvorgang. Für die jeweilige Handlung ist nicht nur der aktuelle Reiz bestimmend, sondern die Erinnerungsbilder früherer Reize wirken auf den Ablauf entscheidend ein. Aus diesen Grundgedanken ergibt sich das einfache, auf jedes menschliche Verhalten anwendbare Schema: Reiz — Empfindung — Vorstellung — Handlung. Ein Reiz kann aber auch mehrere Vorstellungen auslösen, ja sogar eine ganze Vorstellungsreihe — die Ideenassoziation —, in deren Verlauf schließlich die stärkste Vorstellung oder die Zielvorstellung den Kampf der Motive entscheidet. Lust und Unlust spielen dabei allenfalls eine attributive Rolle, da sie „niemals isoliert, sondern stets gebunden an Empfindungen und Vorstellungen" auftreten können.

Aus den einzelnen Abschnitten ergeben sich zwanglos die Störungsmöglichkeiten dieses Grundschemas. Da sich die Empfindungen, Vorstellungen, Assoziationen und Handlungen in der Hirnrinde abspielen, ist die Psychiatrie die Lehre von den Hirnrindenerkrankungen. Keine Psychose ohne Rindenerkrankung ist das Dogma Ziehens und wenn er zwischen organischen und funktionellen Psychosen unterscheidet, so beruht diese Trennung nicht auf einem ontologischen, d. h. in der Sache selbst gelegenen Kriterium, sondern auf dem „noch-nicht" unserer unvollkommenen Untersuchungstechnik.

In der Klassifikation der Psychosen, in denen er diffuse Rindenerkrankungen teils organischen, teils funktionellen Charakters sah, befolgte Ziehen ein Einteilungsprinzip, das seinem System den Vorzug der logischen Sauberkeit und didaktischen Klarheit gab, die Vielgestaltigkeit der Phänomene aber nicht bewältigen konnte. Wohl wählte er den von Kahlbaum gewiesenen Weg klinisch-empirischer Anschauung psychischer Tatbestände, denn die „apriorische Klassifikation" auf Grund angenommener differenter Seelenvermögen erschien ihm unannehmbar, aber seine Unterscheidung in Psychosen mit oder ohne Intelligenzdefekt konnte der klinischen Mannigfaltigkeit der psychischen Abnormitäten nicht gerecht werden.

Seine Defektpsychosen decken sich im wesentlichen — mit Ausnahme der Dementia hebephrenica s. praecox — mit dem, was wir heute die körperlich begründbaren Psychosen nennen, während er zu den Psychosen ohne Intelligenzdefekt die Affektpsychosen (Manie, Melancholie und das Syndrom der pathologischen Ergriffenheit „Eknoia"), die Paranoia, die Zwangsvorstellungen und die psychopathischen Konstitutionen rechnete.

Eine Analyse der einzelnen Krankheitsformen ergibt, daß es Ziehen gelungen war, selbst die Psychosen seinem systematischen Prinzip zu unterwerfen, die in ihrem Namen den unmißverständlichen Hinweis auf ihre Wesensverschiedenheit mit den Abnormitäten auf vorwiegend intellektuellem Gebiet trugen. Wir meinen die Affektpsychosen, deren primäre Symptome neben der heiteren oder traurigen Verstimmung in der Beschleunigung oder Hemmung der corticalen Assoziationen gesehen wurden. Auch in der Eknoia sah Ziehen wohl zunächst eine primäre Affektschwankung, ihre Symptomatologie sei aber durch die Veränderung des Vorstellungsablaufes infolge der „Herausreißung aus den normalen Denkgeleisen" gekennzeichnet.

Ziehen hat sich mehrfach mit den klassifikatorischen Problemen in der Psychiatrie auseinandergesetzt und immer seine Ablehnung einer ätiologisch bestimmten Systematik begründet. Wohl gebe es monogene Psychosen und auch monopsychotische ätiologische Faktoren, aber die meisten Faktoren seien polypsychotisch, d. h. sie bewirkten die verschiedenartigsten psychischen Störungen. Die Psychosen, deren Entstehungsbedingungen man infolge ihrer Multi- und Variokausalität nur in wenigen Fällen überschauen könne, seien keine „mystischen Entitäten, die logisch geordnet in der Natur existieren, sondern vielfach zusammengesetzte Erscheinungen, deren logische Ordnung von unserem Interesse abhängt".

Klassifikatorische Schwierigkeiten bereite u. a. auch das sog. Konvergenzphänomen, unter dem er das Auftreten andersgefärbter Nachschwankungen nach einer überstandenen Psychose verstand. Später hat sich Ziehen, seinen philosophischen Neigungen folgend, als Ordinarius in Halle ganz der Psychologie gewidmet und vorwiegend Fragen aus dem Grenzgebiet von Philosophie und Psychiatrie bearbeitet.

Fast alle Psychiater haben die Psychiatrie Ziehens abgelehnt, bereits die Besprechungen der ersten Auflagen von Jolly und später Gaupp kritisierten das Künstliche einer Ordnung, deren logische Konsequenz den klinischen Tatsachen nicht gerecht würde. Standen damals aber mehr praktische Fragen im Vordergrund, während man die theoretische Position Ziehens gelten ließ, so wandte sich Jaspers 1913 grundsätzlich gegen die Ziehensche „Mosaikarbeit", die in der Addition der isolierten seelischen Phänomene den Schlüssel zum Verständnis auch der pathologischen Erscheinungen gefunden zu haben glaubte. Am gleichen Ort legte Jaspers erstmals seine nosologischen Thesen vor, die von der klinischen Grundtatsache der überwiegenden Menge der typischen Fälle und der geringen Zahl der atypischen Fälle und Übergänge ausgingen. Die Suche nach psychologischen Grundstrukturen, wie sie etwa Meynert in seinem Amentiabegriff intendierte („Inkohärenz aus Assoziationsmangel"), die ätiologische und anatomische Richtung hätten für sich allein genommen die Synthese der Krankheitsbilder nicht leisten können, Kahlbaum und Kraepelin sei es jedoch gelungen, unter Benutzung der von den anderen Richtungen erzielten Ergebnisse zum Begriff der Krankheitseinheit zu gelangen, eine Idee, die gleiche Ursachen, gleiche psychologische Grundformen, gleiche Entwicklung und Verlauf sowie gleichen Ausgang und Hirnbefund als Forderung enthielt. Die Idee der Krankheitseinheit sei jedoch eine Idee im Sinne Kants, eine Aufgabe, ein Ziel, das zu erreichen unmöglich sei, da das Ziel in unendlicher Ferne liegt und so seien auch die beiden großen Formenkreise Kraepelins weit davon entfernt, Krankheitseinheiten im intendierten Sinne zu sein. In beiden Kreisen stecke aber ein bleibender Wahrheitskern und die Idee der Krankheitseinheit sei als „fruchtbarer Orientierungspunkt" für die empirische Forschung keine Jagd nach einem Phantom. Die Kriterien eines allen Ansprüchen genügenden Diagnosenschemas werden von Jaspers erläutert, die objektiv zwingende Einordnung aller beobachteten Fälle sei jedoch nie möglich, da die einzelnen Krankheitsgattungen nicht als differente Einheiten nebeneinander stehen. Sein Vorschlag gliedert die Phänomene in 3 Gruppen: den bekannten somatischen Krankheiten mit seelischen Störungen stehen die 3 endogenen Formenkreise gegenüber, ihnen schließen sich die Psychopathien an. Jaspers bezweifelt, ob es möglich ist, alles seelisch Abnorme entweder als Folge von Krankheit oder als Variation seelischen Wesens aufzufassen, eine Auffassung, wie sie von Kurt Schneider als Grundthese seiner Psychiatrie vertreten wird.

Die Sonderstellung seiner drei endogenen Formenkreise, aus denen wir übrigens mit Kurt Schneider den epileptischen Formenkreis herausgenommen haben, lasse vielmehr die Frage auftauchen, ob es sich hier nicht um etwas völlig anderes handele, das auch bei weiterer Forschung weder als Folge einer cerebralen oder extracerebralen Krankheit aufzufassen sei, noch als besonders schwere Variation (Pathovariation im Sinne C. Vogts) zur Kategorie der abnormen Persönlichkeiten gehöre. Der Gedanke läge vielmehr nahe, daß es sich um etwas Spezifisches, nur dem Menschen Zukommendes handele, dessen Eigengesetzlichkeit nur mit neuen Methoden untersucht werden könnte, wie sie etwa von der daseinsanalytischen Forschung angewandt werden (L. Binswanger, A. Storch u. a.).

Das Postulat einer der schizophrenen Wesensveränderung zugrunde liegenden Somatose entspricht jedoch zu sehr den Formen unseres Denkens, das in jedem gegebenen Sachverhalt nach der Kausalität fragt und bereits bei der Einbeziehung der Finalität logische Bedenken äußert, als daß wir heute einen allgemein verbindlichen Ansatz einer anderen Auffassung von der Pathogenese endogener Psychosen sehen könnten. Nur hierin unterscheidet sich die deutsche Psychiatrie von der angelsächsischen Psychiatrie, die sich in der Deskription sonst weitgehend derselben formalen Bezeichnungen bedient und nur bei der Genese stärker die exogenen Faktoren hervorhebt. Zudem läßt sich logisch auch eine finale Determinante unter die Summe der kausalen Faktoren zählen, die nun tatsächlich die Entstehung der psychischen Krankheiten bestimmen. Diese Fragen sind streng genommen nicht mehr Anliegen der klinischen Psychiatrie, sie transzendieren die Grenzen psychiatrischer Erkenntnis, die mit der Anerkennung der empirisch-phänomenalen Dualität gezogen sind. Aufgabe der Psychiatrie als medizinische Wissenschaft ist es nur, die Erscheinungsformen der physischen und psychischen Vorgänge zu untersuchen, zu ordnen und zu benennen und aus der Häufigkeit der gefundenen Beziehungen Schlüsse auf mögliche kausale Zusammenhänge zu ziehen. Gaupp hat vor fast 50 Jahren diese Grenzen psychiatrischer Erkenntnis programmatisch umrissen und bei aller Würdigung der von der Wissenschaft erzielten Ergebnisse, vor allem auch in der Therapie der Psychosen, sehen wir uns außerstande, inzwischen eine Bereicherung unseres Wissens vom „Wesen" endogener Psychosen wie vom Phänomen Krankheit überhaupt zuzugeben. Diese zurückhaltende Bewertung der erzielten „Fortschritte" wird verständlich, wenn man sich die Skala der verschiedenen Auffassungen vom Wesen endogener Psychosen vergegenwärtigt, die von der heredo-degenerativen Systemerkrankung (KLEIST) über die Reaktion auf organische Noxen (BUMKE) zur Erlebnisreaktion (KAHN, POPPER) reicht, wobei die Reaktionen der Persönlichkeit charakterogen (Tübinger Schule) oder trieb-dynamisch (amerikanische Psychiatrie) aufgefaßt werden können.

So konnten auch seine Feststellungen zum Stand der Klassifikation in der Psychopathologie nur die Ergebnisse der Studien an psychopathologischen Einzelphänomenen herausheben, während er zugab, trotz der Kritik an KRAEPELINs vorläufigen Krankheitseinheiten kein besseres psychiatrisches System kennen gelernt zu haben. In der Tat ist die psychiatrische Formenlehre nach der Jahrhundertwende nur noch im Bereich der seit MÖBIUS *exogen* genannten Krankheiten erweitert und verfeinert worden, wir nennen als Beispiele nur die Untersuchungen von KALBERLAH über die akuten Kommotionspsychosen und die hirnanatomischen Studien von ALZHEIMER und PICK, die die Abgrenzung einzelner Typen aus der Gruppe der präsenilen und atrophischen Hirnprozesse ermöglichten. Ferner wären hier KORSAKOFFs Arbeiten aus dem Jahre 1890 zu nennen — das später nach ihm als „Korsakoff" bezeichnete Syndrom wurde übrigens erstmals 1887 von C. S. FREUND in einem Vortrag nach klinischen Gesichtspunkten abgegrenzt — und DONATHs terminologische Fassung der Zwangsphänomene im Begriff des Anankasmus (1897).

MÖBIUS hatte die Zusammengehörigkeit aller endogenen Formen unter dem Eindruck der MOREL-MAGNANschen Entartungslehre viel früher als alle die anderen Forscher gesehen, die unermüdlich um die Präzisierung klinischer Typen oder selbständiger Formen innerhalb der endogenen Psychosen gerungen haben (BUMKE, DREYFUS, SPECHT, THALBITZER, URSTEIN, WILMANNS u. a.) 1907 schrieb MÖBIUS: „So notwendig es ist, bei den exogenen Krankheiten ‚entweder — oder' zu sagen, so schädlich wäre es, wollte man die endogenen Formen voneinander unterscheiden, wie man Bleivergiftungen von Arsenikvergiftungen trennen muß." Die ganzen, oft heftig geführten Auseinandersetzungen jener Jahre erscheinen uns heute als bereits im Ansatz verfehlt, da es nach der endgültigen Ablehnung des noch von NISSL (1902) vertretenen Dogmas von der anatomisch-pathologischen Bedingtheit aller funktionellen Psychosen zunächst nur die Aufstellung von Typen und die schärfere Profilierung dieser Typen als klinische Forschungsaufgabe im Rahmen der Systematik geben kann.

Die sich einem vorläufigen Abschluß nähernde psychiatrische Klassifikation führte in den Jahren vor Beginn des Ersten Weltkrieges zu verschiedenen Versuchen, eine einheitliche Terminologie für alle deutschen Anstalten auszuarbeiten, nachdem man mit dem von H. Roemer 1912 angegebenen „badischen Schema" gute Erfahrungen gemacht hatte. Aus den Sitzungsberichten der statistischen Kommision des deutschen Vereins für Psychiatrie (Vocke) erhält man ein zutreffendes Bild von den damaligen Meinungsverschiedenheiten, die jedoch nur periphere Fragen betrafen und an dem Eindruck einer bereits weitgehenden Übereinstimmung mit dem Diagnosenschema von 1933 nichts ändern. Auch die Kritiken zum Schema von 1913 (Roemer, Kreuser) enthalten im einzelnen wohlberechtigte Einwände, wie etwa gegen die Anführung einer Rubrik „Hysterische Persönlichkeiten und Erkrankungen", die Roemer mit den Psychopathen unter dem Oberbegriff der pathologischen Reaktion vereinigt wissen wollte. Auch das Verfahren, unter derselben Nummer nicht krankheitsbedingte, angeborene Dauerzustände neben die ihnen symptomatologisch entsprechende Krankheit zu stellen, also von konstitutionell Depressiven und manisch-depressivem Irresein in einer Rubrik zu sprechen, stieß bei einigen Psychiatern auf Widerspruch.

So stand Kraepelins Werk ungeachtet der geringfügigen Modifikationen, die es in der 8. Auflage erfahren hatte — Gaupp hob unter anderem die veränderte Paranoiaauffassung und die stärkere Psychologisierung der Krankheitszustände hervor, wodurch Formen wie die Wahnbildung bei Schwerhörigen deskriptionswürdig wurden — in einzigartiger Geschlossenheit im Mittelpunkt der psychiatrischen Lehre. Und doch erfuhr die von Gaupp 1914 ausgesprochene Hoffnung, durch das Studium der inneren Struktur der Psychose und der präpsychotischen Persönlichkeit zu einem Wandel in der Auffassung psychischer Abnormitäten zu kommen durch die Erfahrungen des Weltkrieges eine unerwartet schnelle Realisierung, die den Anstoß zu einer Revision vieler psychiatrischer Grundsätze gab.

Vor allem war es die Auffassung von den hysterischen oder reaktiven Zuständen, über deren Ätiologie durchaus noch keine Übereinstimmung herrschte, wenn man auch unter dem Eindruck der Lehren Freuds geneigt war, psychologischen Faktoren bei der Genese derartiger Zustände eine größere Bedeutung zuzuschreiben. Charcot hatte bei der Beobachtung psychischer Reaktionen nach Traumen und Erschütterungen des Zentralnervensystems schon 1885 auf die nosologische Zusammengehörigkeit der mannigfachen Bilder hingewiesen, die sich im Anschluß an derartige Traumen ohne faßbaren körperlichen Befund entwickeln können. Deutsche Autoren, an der Spitze Oppenheim und C. Westphal wandten sich gegen diese psychologische Auffassung und glaubten, nicht im Schreck, sondern in kleinsten Veränderungen der molekularen Ordnung des Gehirns die Ursache für die beobachteten psychischen und „neurologischen" Störungen sehen zu dürfen. Von Oppenheim stammt auch der Terminus der traumatischen Neurose (1885), und diese Auffassung hat er noch zu einem Zeitpunkt vertreten, als sich die psychologische Interpretation der sog. traumatischen Neurosen allgemein durchzusetzen begann. Bonhoeffer berichtete im Dezember 1914 über einige Fälle von „hysterischen Granatexplosionslähmungen", deren rein psychogenen Charakter er erkannt hatte. Während das Symptom der Lähmung von den meisten Ärzten als mechanische Folge der Luftdruckwirkung angesehen wurde (im Sinne der Oppenheimschen Lehre von der Molekularerschütterung des Gehirns) führten Bonhoeffers Beobachtungen auf den richtigen Weg zum Verständnis derartiger „Lähmungen". Es war ihm aufgefallen, daß es sich bei den psychogenen Syndromen immer um eine Fixierung der Erscheinungen handelte, die man von der plötzlichen Schreckwirkung her kannte (Versagen der Glieder, Aphonie, Zittern usw.). Auch auf die Bedeutung von unbewußten Wunschvorstellungen bei der psychogenen Fixierung emotiver Syndrome hatte Bonhoeffer hingewiesen.

Oppenheim widersprach in der Diskussion, er lehnte die Begehrungsvorstellungen als kausale Faktoren ab und beharrte auf seiner Lehre von der „Verlagerung feinster Elemente", die zur Unterbrechung der Leitungsbahnen führen und dadurch die Lähmungen bewirken.

Mit dieser Auseinandersetzung war das Generalthema für die Erforschung psychogener Reaktionen gegeben und im weiteren Verlauf des Krieges erwies sich bei der wissenschaftlichen und praktischen Bewältigung reaktiver Zustände die Richtigkeit ihrer *psychologischen* Auffassung (s. Referate von Nonne und Gaupp, 1916).

So ist es verständlich, wenn in dem zusammenfassenden Schlußbericht über die ärztlichen Erfahrungen im I. Weltkrieg die Mitteilungen über die Entstehung, die Symptome, den Verlauf und vor allem über die Behandlung dieser Zustände einen besonders großen Raum einnehmen, während sich beim Studium der endogenen Psychosen keine psychopathologischen Besonderheiten ergaben. In einem riesigen Experiment bestätigte sich die schon vor dem Krieg vertretene Meinung, daß es sich bei den endogenen Psychosen um vorwiegend anlagebedingte Erkrankungen handele, die weder durch die veränderten somatischen Bedingungen des Krieges noch durch die psychischen Belastungen nennenswert beeinflußt werden können. Damit fiel in Deutschland endgültig die Theorie von der Entstehung endogener Psychosen unter der Einwirkung äußerer (Milieu-) Faktoren und die Auffassung vom Wesen reaktiver Zustände, wie sie Awtokratow im russisch-japanischen Krieg bei der Beschreibung *psychogener* Dämmerzustände und Halluzinosen erstmals vertreten hatte, setzte sich durch. Auch die

„Schreckpsychose" (Kraepelin) hielt als Begriff den schärferen Kriterien bei der Unterscheidung endogener und reaktiver Zustände nicht stand. Bonhoeffer sah in den Erfahrungen des Weltkrieges den geradezu experimentellen Nachweis für die Richtigkeit der Anordnung der psychischen Störungen in endogene und exogene Psychosen; auch nach dem 2. Weltkrieg sprach er im Hinblick auf die Entstehung von endogenen Psychosen, von der fast absoluten Toleranz der Psyche gegen körperliche und seelische Belastungen. Die Kenntnis abnormer psychischer Reaktionsformen unter der Einwirkung außergewöhnlich starker Umweltreize hat aber unser Wissen von den Reaktionsmöglichkeiten psychopathischer Persönlichkeiten, von der Wirkung der Affekte und von der Bedeutung unbewußter Wünsche und Triebe außergewöhnlich bereichert und unter dem Einfluß dieser Erfahrungen wurden die wissenschaftlichen Grundlagen für eine neue Auffassung psychisch abnormer Zustände geschaffen, die sich vor allem an die Namen von Birnbaum und Kretschmer knüpft. Auch für die Therapie ergaben sich neue Gesichtspunkte. Psychologische Behandlungsmethoden wurden zur Behebung der psychisch entstandenen Funktionsstörungen eingeführt (u. a. von Kauffmann), aber auch die organischen Ausfälle der Hirnverletzten erwiesen sich bei der Anwendung geeigneter Methoden, die das „Funktionsganze" berücksichtigten, beeinflußbarer, als man es während der atomistischen Ära der Gehirnpathologie angenommen hatte.

Die fruchtbaren Problemstellungen, die sich aus der intensiveren Beschäftigung mit seelisch abnormen Menschen während des Krieges ergeben hatten, erfuhren auf dem Spezialgebiet des Wahns eine umfassende Bearbeitung durch Ernst Kretschmer. Die Frage nach der Entstehung der Wahngebilde hatte ihn während des Krieges zum Studium der psychogenen Wahnbildung bei traumatischer Hirnschwäche veranlaßt. Er führte sie auf das Wechselspiel der 3 Faktoren: Trauma, Erlebnis und Charakteranlage zurück. Den Boden für die Wahnentstehung bereitet das Trauma im Mangel an Antrieb, in der Affektverhaltung, aber auch in der explosiven Bereitschaft vor, es benutzt dabei die charakterlich präformierten Bahnen. Kretschmer warf der Systematik seiner Zeit vor, daß man einzelne dominierende Züge bei einer Psychose hervorhöbe, um eine einheitliche Auffassung, eine Diagnose zu ermöglichen. Damit vertusche man aber andere, für das Verständnis der Krankheit wichtige Züge. „Was wir an Systematik gewinnen, verlieren wir an Verständnis." Daher fordert Kretschmer „allmählich immer mehr von der abstrahierenden zur plastischen, von der eindimensionalen zur mehrdimensionalen Diagnostik überzugehen". In erweiterter Form hat er seine neuen Anschauungen in der Monographie über den sensitiven Beziehungswahn, die in der Fachwelt eine geteilte Aufnahme fand, vorgelegt. So lehnte Kraepelin die Kretschmersche

Methode als „dichterische Nachschöpfung" ab, auch Kahn befürchtete die Bildung einer „beliebig großen Anzahl von nicht scharf
abgrenzbaren Typen", die die mühsam errungene Ordnung in der
Psychiatrie gefährden könnten, während Jaspers und Kurt Schneider
in ihren Besprechungen an der Existenz des von Kretschmer beschriebenen Typus innerhalb der paranoiden Psychosen nicht zweifelten,
seine nosologische Sonderstellung jedoch noch offen ließen.

Mit der Einbeziehung der präpsychotischen Persönlichkeit in die
Analyse des psychotischen Bildes, mit dem Versuch der charakterogenen
Ableitung des Wahnes und mit dem Studium der Relationen zwischen
Persönlichkeitstyp und Psychoseform beginnt dann ein neuer Abschnitt
in der Entwicklung der psychiatrischen Systematik, der im nächsten
Kapitel behandelt wird.

III. Strukturanalyse und mehrdimensionale Diagnostik.

Durch drei Ereignisse ist der Fortschritt der psychiatrischen Forschung in den Jahren nach dem Ersten Weltkrieg bestimmt. Es sind
die Veröffentlichungen von Birnbaum über den „Aufbau der Psychose",
Kretschmers Forderungen nach mehrdimensionaler Diagnostik und
Kraepelins Aufsatz über die „Erscheinungsformen des Irreseins".

In seinen „Gedanken über die Fortentwicklung der psychiatrischen
Systematik" hat sich Kretschmer mit dem Dilemma auseinandergesetzt, das Körtke in der Dementia praecox-Frage sah. Die alte
Kraepelinsche Forderung, die Psychosen nach einer gemischt psycho-
logisch-somatischen Methode zu sehen, war von Körtke erneut programmatisch vertreten worden. Mit Hilfe dieser Doppelsystematik
müsse es gelingen, eine psychopathologische und somatische Klassifikation der endogenen Psychosen zu erarbeiten, in der zum Ausdruck
kommt, daß die psychischen Symptome der Dementia praecox einem
ihnen zugrunde liegenden „morbus dementiae praecocis" entsprechen.
Körtke postulierte auch einen „morbus maniaco-depressivus", dem
auf der psychischen Seite das psychopathologische Syndrom des manisch-
depressiven Irreseins entspricht. Über den wissenschaftlichen Streit, ob
eine Psychose zur Dementia praecox oder zum manisch-depressiven
Irresein zu zählen sei, urteilte er im Hinblick auf die Unkenntnis der
Entstehungsbedingungen sehr geringschätzig. „Dieser Streit ist so zu
bewerten, wie ein wissenschaftlicher Streit über die Frage, ob in dem
bekannten Märchen Heinzelmännchen oder Elfen den Teig nachts
angerührt haben."

Kretschmer bestätigte die Notwendigkeit, über das eindimensionale
System der Krankheitseinheiten im Sinne Kraepelins hinauszukommen,
da dieses System nicht ausreiche, um alle Phänomene zu erfassen.

Neben die biologisch orientierte Konstitutionsforschung müsse die Charakterologie treten und eine Differentialdiagnostik dürfe nicht mehr zwischen den KRAEPELINschen *Formenkreisen* stattfinden, sondern zwischen den von der Krankheit betroffenen *Schichten.* In seiner Schichtung der Persönlichkeit steht das Charakterologische über dem Konstitutionellen, das im somatischen Untergrund jedoch Form und Ausmaß der charakterologischen Reaktionen und — im Krankheitsfalle — auch der Psychose bestimmt.

Zwei alle Krankheitsfälle durchsetzende Grundphänomene stehen am Beginn des BIRNBAUMschen Versuches, den Aufbau der Psychose zu analysieren. Es sind diejenigen Faktoren, die sich auf die Krankheitsursachen beziehen und den einzelnen Krankheitsfall in seiner spezifischen Struktur charakterisieren und ferner die Faktoren der Krankheitsgestaltung; sie geben der jeweiligen Krankheit die individuelle Färbung. BIRNBAUM nennt sie unterscheidend die pathogenetischen und pathoplastischen Faktoren, zu denen noch als weitere Aufbaumomente von grundsätzlich geringerer klinischer Dignität die prädisponierenden und präformierenden Faktoren hinzukommen. Den geringsten klinischen, aber hohen praktischen Wert billigte er den provozierenden Faktoren zu.

Nach dieser Auffassung vom Bau einer Psychose richtet sich auch sein klassifikatorisches System, das nach ätiologischen Prinzipien ordnet. Er unterscheidet exogene und endogene Psychosen sowie psychogene Psychosen, von deren nosologischer Selbständigkeit er auf Grund seiner früheren Untersuchungen an Degenerierten überzeugt bleibt. Neuartige Krankheitstypen können nur dann gefunden werden, wenn neue pathogenetische Faktoren entdeckt werden; andersartige, bisher noch nicht beobachtete pathoplastische Formen wie die sog. Erschöpfungspsychosen der Nachkriegszeit werden als nosologische Einheiten abgelehnt. Das Prinzip der Strukturanalyse veranlaßt in jedem Fall zu einer gründlichen Untersuchung aller in Frage kommenden Faktoren und hat so wesentlich zu einem besseren klinischen Verständnis komplizierter Einzelfälle beigetragen, die mit der eindimensionalen Betrachtungsweise KRAEPELINs nicht ohne unlebendige Schematisierung zu bewältigen waren.

Es ist nicht bekant, welche Einflüsse in KRAEPELIN den Entschluß reifen ließen, seine bisherige Grundposition zu verlassen und sich der Auffassung seines wissenschaftlichen Gegners HOCHE so weitgehend anzuschließen, wie er es in seiner Arbeit über die Erscheinungsformen des Irreseins getan hat. Eigenartigerweise wird HOCHEs Name nicht erwähnt. Möglicherweise hat sich die Erkenntnis, daß mit seinem bisherigen Forschungsprinzip nicht mehr viel Neues zu gewinnen sei, mit dem Eindruck der neuen Lehren BIRNBAUMs und KRETSCHMERs verbunden, so daß sich die völlige Revision der klassischen Lehre von den Krankheitseinheiten aus dem Zusammenwirken äußerer Einflüsse und eigener Zweifel an der Fruchtbarkeit der bisher geübten Methode verstehen läßt.

KRAEPELIN fragt nun ebenfalls nach dem „Aufbau" des einzelnen Krankheitsfalles. Die äußeren Ursachen wie Alkohol, Gifte und die bakteriellen Toxine haben nur einen ganz allgemeinen Einfluß auf die Gestaltung der Psychose, deren Einzelzüge aus der Eigenart des Erkrankten stammen. Tiefere Einsichten in die psychischen Störungen ermöglicht in engen Grenzen die Methode der Einfühlung und die vergleichende Psychiatrie, mit deren Hilfe man erkennen könne, wie die pathoplastischen Einflüsse den durch das gleiche pathogenetische Geschehen verursachten Zustand verändern. Die Erforschung der Unterschiede in den Psychosen bei Männern und Frauen, die Bedeutung des Lebensalters für die Erscheinungsform der Geisteskrankheiten, die jeweilige Volksart, der der Mensch angehört und schließlich seine spezielle Eigenart sind Forschungsgegenstand für die vergleichende Psychiatrie. KRAEPELIN hatte die ersten Anregungen zur Beschäftigung mit diesen Spezialfragen während seiner Studien auf Java erhalten.

Auf Grund aller erzielten Ergebnisse und Beobachtungen äußerte KRAEPELIN nun die Auffassung, daß mindestens ein Teil der vorkommenden Formen bei den gleichen Krankheitsvorgängen immer wiederkehre, weil sie eine ganz allgemeine Antwort des menschlichen Organismus auf die schädigende Einwirkung darstellen. So sei es eine Hauptschwierigkeit der klinischen Psychiatrie und ihres Bedürfnisses nach Systematik, daß die verschiedenartigsten krankmachenden Agentien das gleiche Bild hervorrufen können.

Unter den allgemeinen Äußerungsformen des Irreseins nannte KRAEPELIN die deliranten Formen, die paranoide Verarbeitung, die krankhaften Gefühlsäußerungen, die emotionellen und hysterischen Krankheitsäußerungen sowie die triebhaften Formen des Irreseins. Als „normal" gilt bei ihm nur der Art- und Selbsterhaltungstrieb. Als Grundsymptom der schizophrenen Äußerungsformen bezeichnete er den Verlust des zielbewußten Willens, der zu Triebhandlungen oder Negativismen führt. Sprachhalluzinatorische, encephalopathische und oligophrene Gruppen schließen das Schema ab, das mit dem Prinzip der Krankheitseinheit scheinbar völlig bricht. Daß es sich nicht um eine echte Preisgabe der drei endogenen Formenkreise und der in ihnen repräsentierten Idee der Krankheitseinheit handelt, ergibt sich aus ihrem Wiedererscheinen in „adjektivischem Gewand". Auch die Epilepsie findet sich so unter den epileptoiden-spasmodischen Äußerungsformen wieder.

Wenn KRAEPELIN dann versuchte, sein neues System historisch zu begründen, indem er die Entwicklung von GUISLAIN über SCHÜLE zu WERNICKE skizzierte und die Gültigkeit ihrer Grundthese von der

Abhängigkeit der jeweiligen Krankheitsgestaltung von Sitz und Ausbreitung des Prozesses anführte, dann ist dazu folgendes zu sagen: Selbst wenn man den symptomatischen Charakter aller psychischen Krankheitserscheinungen zugibt, der in der Tatsache begründet ist, daß wir *nie* die Krankheit, sondern stets nur das Symptom erkennen können, so rechtfertigt diese kritische Einschränkung doch nicht den Verzicht auf Namen, die lediglich die Summe der übereinstimmenden Erfahrungen im Sinne des eingangs erwähnten Nominalismus ausdrücken sollen.

Die praktisch-klinische Brauchbarkeit der KRAEPELINschen Formen, aber auch die Möglichkeit, mit diesen Formen wissenschaftlich zu arbeiten, zeigt, daß sie den Ansprüchen, die man an sie stellen muß, durchaus gerecht werden. Für manche Disziplinen, wie etwa die genealogische und demographische Forschung, sind fruchtbare Fragestellungen und ihre konkrete Bearbeitung überhaupt erst möglich, nachdem KRAEPELIN die terminologischen Grundformen der Psychiatrie geschaffen hatte. Man vergegenwärtige sich nur die unüberwindbaren Schwierigkeiten, die das ungelöste Problem der Klassifikation etwa um 1880 einer statistisch-genealogischen Forschung bereitet hätte.

Daß die KRAEPELINschen endogenen Formenkreise für die klinische Psychiatrie nur Grundkonventionen sein können, die nicht für alle Zeiten Gültigkeit haben werden, sondern sich dem Stand der Forschung anpassen müssen, zeigt sich an den immer von neuem unternommenen Versuchen, Einzelformen herauszuheben und nosologisch selbständige Bildungen abzugrenzen.

So entstanden neben der Auseinandersetzung über die Frage nach der Existenz schizophrener Reaktionstypen (ASCHENBRENNER, BORNSTEIN, BUMKE, POPPER, KAHN u. a.) die Versuche, die Degenerationspsychosen als „Pufferstaat" (SCHRÖDER) zwischen der Schizophrenie und Cyclothymie einzubauen.

Die Lehre von den Degenerationspsychosen ist mit den Namen von EWALD, KLEIST und SCHRÖDER verbunden. Der Ansatzpunkt, von dem aus die Autoren zu der Auffassung eines Zwischenbereiches innerhalb der beiden großen Formenkreise KRAEPELINs kamen, variiert entsprechend ihrer verschiedenen wissenschaftlichen Herkunft. KLEIST war 1911 bei der Auseinandersetzung mit THOMSEN über die akute Paranoia zu der Auffassung gekommen, daß es neben den symptomatischen paranoiden Zuständen bei den verschiedensten Grundkrankheiten (Paralyse, senile Prozesse) Menschen von reaktiv-labiler Veranlagung gibt, die paranoide Reaktionen auf affektbetonte Erlebnisse zeigen. Außerdem gäbe es aber noch „autochthon-labil Veranlagte" mit der Disposition zu akuten oder periodischen paranoischen Erkrankungen. Auch weiterhin hat KLEIST ständig an der Aufteilung der großen Formenkreise gearbeitet und sich zunächst um die Differenzierung des manisch-depressiven Irreseins bemüht, in dem er keine einheitliche Erkrankung sah. Wohl zählte er zum Kern dieser Gruppe die periodische Manie und Melancholie sowie ihre Kombination, die zirkuläre Psychose, dazu kommen bei ihm aber die paranoiden Erkrankungen (EWALD, THOMSEN), die expansive Autopsychose (WERNICKE, BOSTROEM) und vor allem die Motilitätspsychosen, wie er nach dem Vorbild von WERNICKE (1892) die nicht zur Verblödung führenden Katatonien nannte. Nicht zu den Degenerationspsychosen gehören eigenartige periodische Schlafzustände auf nicht epileptischer Grundlage. KLEIST hat sie später episodische Dämmerzustände genannt und sie wie die episodischen Verstimmungen scharf von den Degenerationspsychosen abgetrennt.

SCHRÖDER kam in Anlehnung an MAGNANs Lehre von der Entartung zu der Aufstellung einer besonderen nosologischen Gruppe, die er das „degenerative Irresein" nannte. Er ging davon aus, daß KRAEPE-LIN den Kreis der psychischen Abnormitäten bei den „Degenerierten" zu sehr eingeengt habe, so daß schließlich nur noch die Haftpsychosen übriggeblieben wären, die aber von WILMANNs zum größten Teil als Schizophrenien bezeichnet wurden. Im Gegensatz zu KLEIST betonte SCHRÖDER aber eine Kerngruppe des manisch-depressiven Irreseins, der er eine einheitliche pathogenetische Grundlage zubilligte, während KLEIST ja die nosologische Einheitlichkeit des Begriffes ganz aufzulösen versucht hatte. Bei den akuten Formen des degenerativen Irreseins beschrieb SCHRÖDER, hierin mit KLEIST übereinstimmend akute, nicht prozeßhafte Episoden (MAGNANs: syndromes épisodiques), die nicht zu einem geistigen Defekt führen. Den erlebnis-reaktiven Formen des akuten degenerativen Irreseins stehen die Phasen der „autochthon-labil Degenerierten" gegenüber, sie entsprechen dem manisch-depressiven Irresein im weiteren Sinne. Auch BONHOEFFER hat sich damals dieser Auffassung von SCHRÖDER angeschlossen, wenn er auch den Rahmen dieser Psychosen gewissermaßen nur negativ begrenzte, indem er sagte: „Degenerationspsychosen nenne ich alle akuten Zustände des degenerativen Irreseins, die nicht zum manisch-depressiven Irresein, zur Hysterie und zur Paranoia gehören." BOSTROEM zählte manche, klinisch durch Wahnideen „verunreinigte" Manien ebenfalls zu dem Kreis der Degenerationspsychosen.

Wenn uns heute die klinische Notwendigkeit einer solchen Über-gangsgruppe nicht mehr einleuchtet, da die Lockerung des strengen KRAEPELINschen Klinizismus in Verbindung mit der Strukturanalyse eine zwanglosere Auffassung atypischer Fälle erlaubt, so zeigt sich doch gelegentlich das praktische Bedürfnis nach einer klinischen Form, die etwa den episodischen Dämmerzuständen entspricht und durch ihren Namen nichts über die Pathogenese des Zustandsbildes präjudiziert. Diese Erweiterung in der klinischen Auffassung nicht eindeutig rubrifizierbarer Fälle gab während der eugenischen Zwangsmaßnahmen des Nationalsozialismus außerdem die Möglichkeit, die Problematik unklarer Einzelfälle in wissenschaftlich und menschlich vertretbarer Weise zu lösen. Und auch heute ist man bei der Begutachtung atypischer Psychosen immer wieder versucht, das Unklare eines Falles durch Subsumtion unter eine der genannten Zwischenformen wenigstens klassifikatorisch einigermaßen befriedigend zu lösen.

Der manisch-depressive Formenkreis war in den Jahren nach dem Ersten Weltkrieg Gegenstand eines ununterbrochenen Reinigungsprozesses, durch den man versuchte, den Begriff möglichst streng begrenzt zu halten. Zu den bereits genannten Autoren gehört hierher auch BUMKE mit seiner Abgrenzung der Involutionsmelancholie und RITTERSHAUS, für den aus der großen Gruppe der symptomatischen MDI-Fälle nur ein kleiner Rest als „endogene Affektpsychosen" übrigblieb, eine Auffassung, die ROSENFELD mit ihm teilte. Für die wenigen Fälle von manisch-depressivem Irresein, die nicht ausheilten, aber auch nicht zur Schizophrenie zu rechnen waren, schlug RITTERSHAUS den Namen „perniciöse" Manie bzw. Melancholie vor.

In einer Arbeit zur Frage der Krankheitseinheit im Bereich cyclothymer Psychosen hat EWALD 1921 erstmals den Begriff des Biotonus gebracht, der später in seiner Psychiatrie eine große Rolle spielt, während KLEIST bei seinen Studien der Degenerationspsychosen das Problem der episodischen Dämmerzustände erkannt und symptomatologisch weiter verfolgt hat.

Eine besondere Bedeutung für die Systematik der Psychosen hat ein Aufsatz von KLEIST aus dem Jahre 1923. Er präzisierte hier seine bereits 1918 geäußerte Meinung, daß es sich bei den Schizophrenien um eine Gruppe von psychischen Systemerkrankungen handelt. WILMANNS hatte 1921 in seinem Schizophreniereferat, vor allem auf Grund seiner ausgedehnten genealogischen Studien, die Lehre von der Einheitlichkeit der Schizophrenie ausdrücklich gegen die Skepsis von KRAEPELIN und BLEULER vertreten, KLEIST grenzte jedoch in der neuen Arbeit verschiedene klinische Formen ab, die sich aus der elektiven Affinität endotoxischer Substanzen für die verschiedenen Hirnsysteme ableiten lassen. Er unterschied zwischen der psychomotorischen Verblödung, der affektiven und inkohärenten Verblödung sowie der Schizophasie und mehreren paranoiden Defektpsychosen. Der neurologische Standpunkt bei der Auffassung endogener Psychosen, den KLEIST besonders ausdrücklich in seinem Innsbrucker Referat über die gegenwärtigen Strömungen in der Psychiatrie vertreten hatte, wird am deutlichsten in der KLEISTschen Auffassung der Mischformen, die sich ebenso wie die neurologischen Systemerkrankungen zu echten Kombinationen differenter Einheiten zusammenschließen können. Zur Frage der kombinierten Psychosen, die gewissermaßen als Prüfstein für die jeweilige klinische Auffassung eines Autors gelten kann, darf hier auf die zusammenfassenden Darstellungen von GAUPP verwiesen werden, der seinen 1903 vertretenen Standpunkt unter dem Eindruck der KRETSCHMERschen Lehre erheblich geändert hat und jetzt Kombinationen für möglich hält, die er früher im Hinblick auf die KRAEPELINsche Lehre der differenten endogenen Krankheitseinheiten nicht anerkannt hätte.

Der wiederholt zitierte Name von KARL KLEIST erfordert nun ein ausführlicheres Eingehen auf seine Stellung innerhalb der Psychiatrie. KLEIST stammte aus der Schule WERNICKEs und schon in seinen ersten Veröffentlichungen zeigte sich, daß das symptomatologische Zustandsbild Hauptgegenstand seines wissenschaftlichen Interesses wurde, eine Einstellung, die auch seiner neurologisch-somatologischen Betrachtungsweise entgegenkam. Die Psychiatrie KLEISTs bildet den Gegenpol der Psychiatrie von KURT SCHNEIDER, dessen wissenschaftliches Programm die Forderung nach Vertiefung und Erweiterung der klinischen Psychopathologie, besonders auf dem Gebiet der körperlich nicht begründbaren und für die somatische Forschung daher zunächst unergiebigen endogenen Psychosen enthält, während KLEIST das Dogma vertritt, daß alle psychischen Erscheinungen ebenso wie die neurologischen Störungen auf materielle und grundsätzlich lokalisierbare Vorgänge am Gehirn zurückzuführen sind. Gelangte KLEIST durch diese, vornehmlich auf Grund der Kriegserfahrungen gefestigte Konzeption schließlich zum Abschluß seines Werkes über die Gehirnpathologie, so zeigte sich das erste Ergebnis der von KURT SCHNEIDER vertretenen Psychiatrie bereits 1923 in seiner Monographie über „Die psychopathischen Persönlichkeiten". In der unsystematischen Typisierung abnormer Persönlichkeiten sieht KURT SCHNEIDER eine Hauptaufgabe der Psychopathologie und er hat seine klinisch-typologische Psychopathenbetrachtung, der die systematische Pathocharakterologie gegenübersteht, auch im Hinblick auf die Einwände der Schweizer psychoanalytisch orientierten Psychiatrie (u. a. HUMBERG, RÉPOND) 1948 erneut dargelegt. Man hatte sich in der Schweiz nicht nur gegen die typologische Auffassung KURT SCHNEIDERs gewandt, sondern auch die von KAHN 1928 vorgenommene mehrdimensionale Psychopathenbetrachtung als unzureichend beurteilt. Nicht die andersgeartete Anlage, sondern die exogen bedingten Entwicklungsstörungen führen zu den als „Psychopathie" beschriebenen Zuständen, die durch rechtzeitige Psychotherapie verhindert werden können.

KLEIST stand, wie wir gesehen hatten, als Schüler WERNICKEs auf dem Boden der neurologischen Forschungsrichtung in der Psychopathologie, einer Strömung, die von GRIESINGER ausgehend über MEYNERT und WERNICKE zur modernen Hirnpathologie geführt hatte und deren Bedeutung PICK 1921 nachdrücklich betonte. In dieser „methodologischen Studie" erläuterte PICK die Wirkung der Lehre von

HUGLINGS JACKSON auf seine Konzeption von der Art psychischer Enthemmungserscheinungen. Sie treten als Folge der nach Ausfall der Hirnrinde „führerlos" gewordenen subcorticalen Apparate auf und lassen dann die an den Encephalitisfällen der Nachkriegsjahre besonders gut studierte Eigengesetzlichkeit im Ablauf der enthemmten Funktionen erkennen. Bei der Übernahme des v. HALLERschen Reflexbegriffes durch GRIESINGER hatten wir schon einmal gesehen, wie nachhaltig sich die Übertragung einer somatischen Grundfunktion in der psychopathologischen Systembildung auswirken kann.

Die Ergebnisse der Encephalitisstudien hatten KLEIST auch zu der Unterscheidung von Hirnstamm- und Hirnmantelsymptomen veranlaßt, eine andere klinisch wichtige Unterscheidung stützt sich auf seine Trennung von homonomen und heteronomen Zustandsbildern.

KLEISTs endgültige Formulierungen seiner psychiatrischen Systematik sind in den 1947 erschienenen „Fortschritten der Psychiatrie" enthalten, sie zeigen die minutiöse Aufgliederung des Kreises der Zerfallskrankheiten (Schizophrenie) in 20 Unterformen und neben der ätiologischen Einteilung der psychischen Störungen in allogene Krankheiten (z. B. Paralyse), in somatogene (z. B. Basedow-Psychose) und in neurogene Krankheiten tritt eine Ordnung der Symptomenkomplexe, die sich von der ursprünglich geübten Unterscheidung zwischen den dem normalen Seelenleben verwandten Formen und den ihm fremden Formen ableiten läßt. Diesen homonomen Symptomenkomplexen, zu denen er u. a. die Manie, die Melancholie und die paranoischen Syndrome rechnet, stehen in einer Art Mittelstellung die intermediären Syndrome gegenüber, ihnen schließen sich die heteronomen Symptomenkomplexe mit den schweren, destruktiven Veränderungen der Persönlichkeit an. Einen weiteren Beitrag der KLEISTschen Schule zur Überwindung des KRAEPELINschen nosologischen Dualismus stellt eine Monographie von NEELE über die phasischen Psychosen dar. Es ist eine typologische Ordnung wie man sie, je nach Art der psychologischen Kriterien, fast nach Belieben aufstellen kann, ohne zunächst einen eigentlichen Erkenntnisfortschritt zu erzielen. Aber auch außerhalb der KLEISTschen Schule wird die Ansicht vertreten, daß ein schärferes Herausarbeiten der psychopathologischen Struktur einer Psychose auch den Weg für die Erforschung der ihr zugrunde liegenden Krankheit ebne (MATUSSEK).

Die Idee der KRAEPELINschen Krankheitseinheiten erwies sich jedoch als immun gegen alle Versuche, sie zu verändern oder aufzulösen und ihr Ansehen konnte nur noch steigen, nachdem KRETSCHMER die engen biologischen Beziehungen gezeigt hatte, die sich aus der Verbindung seiner Körperbaulehre mit den Haupttypen der klinischen Psychiatrie überzeugend ergaben. Dazu erfuhr die KRAEPELINsche Lehre von ganz anderer Seite eine unerwartete Bestätigung. C. und O. VOGT hatten sich jahrelang mit genetischen Problemen in der Botanik und Zoologie befaßt und von dort aus versucht, einen Beitrag zur Frage der Arten und Variationen zu liefern, jener Grundfrage der Biologie, deren Lösung allen naturwissenschaftlichen und logischen Untersuchungen nicht gelungen war. In der Botanik leitet man mit dem Begriff der sprunghaften Gen- und Somavariationen die Existenz gut abgrenzbarer Sippen ab. Diese sprunghaften Variationen seien durch die Einwirkung außergewöhnlicher Reize bedingt. In der krankhaften Änderung der Lebensprozesse sah O. VOGT eine besondere Form der Variationen, die alle durch ihre herabgesetzte Vitalität charakterisiert sind. In der Psychiatrie gebe es reelle Krankheitseinheiten, die auf der Variation von Genen beruhen. Auch der Übergang von den normalen Persönlichkeiten zu den Psychosen vollzöge sich nicht „breit fließend", sondern in „Sprüngen", die sich aus dem experimentell erwiesenen Vorgang der sprunghaft verlaufenden Gen-Variationen erklären lassen.

Eine definitive Klassifikation der Psychosen wie der Krankheiten überhaupt sei nur mit Hilfe eines topistischen Schemas möglich[1]. Die Psychiatrie müsse wie jede andere Naturwissenschaft verfahren und zunächst identische Phänotypen abgrenzen, deren genetisch differente Unterabteilungen erst mit der Verfeinerung der histologischen Untersuchungstechnik gefunden werden können. Eine nur phänotypische, d. h. psychologische Nomenklatur, könne wissenschaftlich nicht befriedigen. Dagegen war POPHAL in seiner Monographie über den Krankheitsbegriff zu dem Ergebnis gekommen: nur eine phänomenologische Klassifikation ist möglich, denn nur die Symptomatologie einer Krankheit steht für ihre Erfassung zur Verfügung, alle Einteilungen nach anderen Prinzipien sind konstruiert und verstoßen zudem gegen den logischen Grundsatz, nur nach *einem* Kriterium zu ordnen. Dieses Prinzip habe allein ZIEHEN befolgt; es hatte sich damit aber, wie EWALD betonte, eine sachlich und logisch richtige, praktisch aber nicht brauchbare Ordnung der Phänomene ergeben. Methodische Fragen zum Krankheitsbegriff, zur medizinischen Diagnostik und zur Stellung der Medizin im Rahmen der Naturwissenschaften standen in diesen Jahren häufig zur Diskussion, es sei an die Publikationen von GAUPP, HOPPE, KRONFELD und MAINZER erinnert.

Die Vererbungswissenschaft, deren Rolle für die Psychiatrie um die Jahrhundertwende von GAUPP noch negativ beurteilt wurde, begann mit KAHN und RÜDIN in den Jahren nach dem Weltkrieg größere Bedeutung für die Bewältigung psychiatrischer Probleme zu gewinnen. KEHRER und KRETSCHMER faßten die vorläufigen Ergebnisse 1924 zusammen und EWALD nahm später den Begriff der „differenten Gene"

---

[1] Topistik: Der Organismus hat als Bauprinzip die Neigung zur Umformung, diese Neigung (Klise) ist ungleich innerhalb der Gewebe verteilt.

in seine Theorie von den endogenen Psychosen auf. Den großen endogenen Formenkreisen liegen, wie KRETSCHMER gezeigt hatte, verschiedene biologische Radikale zugrunde, und so nahm EWALD für das manisch-depressive Irresein ein „biotonisches Gen" an, das zu einer quantitativen biotonischen Störung führt, während er in den Schizophrenien qualitative Reaktionsanomalien mit degenerativer Tendenz sah. Die Auffassung der Schizophrenien als Reaktion auf exogene Reize wurde besonders nachdrücklich auch von BUMKE vertreten. EWALD hält seine Einteilung für rein somatisch, sie enthält jedoch als konstituierende Begriffe die endogenen Krankheitseinheiten, die nicht auf somatisch-pathophysiologischem Wege, sondern mit Hilfe der psychologisch-symptomatologischen Verlaufsforschung gewonnen wurde. Auch der Terminus der degenerativen Tendenz erscheint für die Erklärung psychischer Abnormitäten ungeeignet, SCHRÖDER hat den vieldeutigen Ausdruck später ganz vermieden und an Stelle der Degenerationspsychosen von „metabolischen Erkrankungen" gesprochen.

KURT SCHNEIDER unterzog 1932 die Probleme der klinischen Psychiatrie einer umfassenden Kritik, vor allem auch im Hinblick auf die Stellung der endogenen Psychosen zu den Psychosen, die er später die körperlich begründbaren Psychosen nennt. Er kam zu dem Ergebnis, daß man überall dort psychologisch-symptomatologisch ordnen muß, wo man die Ätiologie der psychischen Störung nicht kennt. So deckt sich der Begriff des „Endogenen" im ganzen mit dem Eingeständnis unseres ätiologischen Nicht-Wissens. Der ursprünglich von KRAEPELIN gesuchten *großen* Krankheitseinheit stellt er den Begriff der „*kleinen* Krankheitseinheit" gegenüber, die sich mit der Feststellung: gleiche psychische Bilder — gleicher psychischer Verlauf begnügt. Das im folgenden Jahr erschienene Diagnosenschema des deutschen Vereins für Psychiatrie gibt ein abrundendes Bild vom Stand der psychiatrischen Systematik und es ist charakteristisch, daß alle neuen Formen, die in den Nachkriegsjahren aufgestellt wurden, in diesem Schema nicht enthalten sind, da ihnen die klinische Evidenz fehlte. Dieses Diagnosenschema hat sich bis heute im Gebrauch als zweckmäßig erwiesen, nur R. JUNG hat 1948 einige Verbesserungsvorschläge gebracht und KLOOS hat eine Darstellung der systematischen Ordnung von abnormen Erlebnisreaktionen gegeben.

Mit diesen Feststellungen sind die Ergebnisse der neuen strukturanalytischen Methoden genügend gekennzeichnet. Im letzten Kapitel sollen nun nach einem zusammenfassenden Überblick einige Probleme der heutigen Psychiatrie berührt werden und an ihrer Darstellung sollen die Gesichtspunkte angeführt werden, mit deren Hilfe uns für die Zukunft eine Erweiterung der psychiatrischen Systematik möglich erscheint.

IV. Problemstellungen der heutigen Psychiatrie.

An der Entwicklung der psychiatrischen Systematik verfolgten wir den Fortschritt einer Wissenschaft, deren Methoden durch die Eigenart ihres Gegenstandes in zweifacher Hinsicht bestimmt sind, da sowohl die körperlichen Grundlagen seelischen Wesens als auch das normale und pathologische Seelenleben selbst Objekt psychiatrischer Forschung ist. In den verschiedenen Entwicklungsstadien wechselte wiederholt der Schwerpunkt der psychiatrischen Wissenschaft innerhalb der einzelnen Richtungen, deren Vertreter und Systeme zu schildern ebenfalls Aufgabe dieser Studie war.

Wenn wir nun abschließend von einem der vielen Standpunkte aus, die bei der Mannigfaltigkeit und dem Reichtum an Einstellungen innerhalb der modernen Psychiatrie möglich sind, das historisch Gewordene auf seine aktuelle Brauchbarkeit und auf seinen Erkenntniswert hin prüfen, so ergeben sich in Übereinstimmung mit den psychiatrischen Grunderfahrungen der Klinik folgende Feststellungen, die wir als Basis für unsere Auffassung betrachten wollen.

Der Krankheitsbegriff KURT SCHNEIDERs fordert eine theoretisch mögliche und auch grundsätzlich anzustrebende Trennung zwischen seelisch Abnormen als Spielart seelischen Seins, als Variante menschlichen Verhaltens und andererseits seelisch Abnormen als Folge von Krankheit. Sein Krankheitsbegriff ist medizinisch, nur der Leib kann erkranken und von „krankhaften“ seelischen Erscheinungen sprechen wir nur dann, wenn ihnen ein krankhafter somatischer Vorgang, ein „morbus“ zugrunde liegt. Die biologischen Wertkriterien, die in dem Krankheitsbegriff der Allgemein-Medizin enthalten sind, haben für die Psychiatrie nur bedingte Gültigkeit. In der Psychose brauchen die Kriterien des fehlenden Wohlbefindens oder der Lebensbedrohung, wie sie in einem nur biologischen Krankheitsbegriff enthalten sind, nicht erfüllt zu sein.

Bei den seelisch abnormen Erscheinungen, die als Krankheitsfolge aufgefaßt werden, ergibt sich dann als weitere Grundfrage: können wir im konkreten Falle die körperliche Erkrankung mit unseren heutigen Methoden erfassen oder entzieht sich der somatische Prozeß der Objektivierung? Je nach Art des Falles ergibt sich dann die Zugehörigkeit zu der somatologisch-ätiologischen Ordnung oder er untersteht, im Falle des Versagens somatischer Untersuchungsmethoden, der psychologisch-symptomatologischen Ordnung. Mit dieser Doppelsystematik gelingt eine im Ansatz allgemeingültige Ordnung aller beobachteten seelischen Abnormitäten. Es wird also zwischen den körperlich begründbaren Psychosen und den sog. endogenen Psychosen unterschieden, zu denen KURT SCHNEIDER nur die Schizophrenie und Cyclothymie zählt, da die genuine Epilepsie durch das Symptom des Krampfanfalles als neurologische Krankheit mit oder ohne psychische Störungen definiert ist.

Für die endogenen Psychosen gilt das Postulat einer ihnen zugrundeliegenden, unbekannten Krankheit. Dieses Postulat, die Forderung der kausal wirkenden Somatose, ergab sich aus mehreren klinisch-empirischen Erfahrungen, die die Annahme einer Krankheit wahrscheinlich machen. Auch die Erfolge der somatischen Therapie im Vergleich zur Unwirksamkeit psychologischer Behandlungsmethoden sprechen für die Annahme körperlicher Vorgänge bei der Entstehung endogener Psychosen. Bewiesen ist diese Ansicht nicht, sie bedarf, als Postulat, vorläufig auch nicht des Beweises. Aber auch die Behauptung, daß es nie gelingen wird, die körperlichen Ursachen der endogenen Psychosen zu ermitteln, weil es ebensowenig körperliche Ursachen für ihre Phänomene geben kann, wie es faßbare körperliche Ursachen für das normale Seelenleben gibt, auch diese Behauptung ist zunächst nicht zu widerlegen.

Mit diesem Verzicht auf positive Aussagen über das Wesen der endogenen Psychosen berühren wir das zentrale Problem der klinischen Psychiatrie. Mögen auch die wirklichen Zusammenhänge zwischen der Art seelischer Störungen bei den körperlich begründbaren Psychosen noch weitgehend unbekannt sein — so sind ja die Beziehungen zwischen Gehirnbefund und Art der Psychose bei der körperlich am besten erforschten progressiven Paralyse weitgehend unbekannt — dem Kausalitätsbedürfnis der naturwissenschaftlichen Medizin ist mit der Feststellung grober Veränderungen an der Hirnrinde Genüge getan und selbst die psychopathologische Symptomenanalyse ist nach der Entdeckung der kausalen Zusammenhänge zu einer zweitrangigen Frage geworden.

Es bleibt das Problem der endogenen Psychosen, deren Symptomatologie weitgehend bekannt und geordnet ist und deren Erkennung, von den Grenzfällen abgesehen, keine nennenswerten Schwierigkeiten bereitet. Für die praktische Psychiatrie gibt es mit der Schaffung der großen endogenen Formenkreise und nach der klinisch brauchbaren Klärung des Psychopathiebegriffes und der abnormen Erlebnisreaktionen in der Kasuistik keine allzu großen klassifikatorischen Probleme mehr, selbst wenn am Einzelfall das Vorläufige unserer Ordnungen immer wieder deutlich wird und zur Kritik an der bestehenden Systematik auffordert.

Ein Blick in die neuesten Auflagen der psychiatrischen Lehrbücher zeigt auch, wie sehr die klassische Systematik bei der Abhandlung des Stoffes dominiert, selbst wenn die allgemein bekannten Phänomene bei verschiedenen Hauptgruppen oder auch unter anderem Namen untergebracht werden. Es genügt der in Klammern gesetzte „klassische

Terminus", um sofort das Verständnis dessen, was gemeint ist, zu ermöglichen. So führt BUMKE die Schizophrenie entsprechend seiner ätiologischen Auffassung unter den „organischen Krankheitszuständen" an und auch M. BLEULER kam durch das Studium der geistigen Störungen der Heredoataxien sowie mancher Vergiftungen zu einer gewissen Abkehr von den Krankheitseinheiten, die er aber doch in seiner Systematik benutzt, um allgemeinverständlich zu bleiben. Die Übereinstimmung in den terminologischen Grundfragen ist das bleibende Ergebnis der KRAEPELINschen Psychiatrie, auf deren Boden alle anderen Schulen und Systeme stehen, selbst wenn sie sich anderer Namen und Theorien bedienen.

Bereits in seiner Antrittsvorlesung „Von den Erscheinungsbildern zu Grundformen seelischen Krankseins" hatte BLEULER die Existenz psychischer Krankheitseinheiten nach dem Modell ‚eine Ursache — ein äußeres psychisches Erscheinungsbild' verneint und die Ordnung der abnormen psychischen Phänomene nach einem Prinzip vollzogen, das in sich fast deckender Weise auch die psychiatrische Systematik der Schule KURT SCHNEIDERs kennzeichnet: die Psyche kann durch folgende 4 Vorgänge verändert werden:

Durch: I. Erkrankungen des Gehirns, II. Triebkonflikte, III. Angeborene Persönlichkeitsvariationen, IV. Störungen in den hirnunabhängigen körperlichen Voraussetzungen des Seelischen.

In der I. Gruppe sind alle körperlich begründbaren Psychosen vereint, die II. und III. Gruppe enthält die abnormen Erlebnisreaktionen, Konfliktreaktionen und psychopathischen Persönlichkeiten und in der IV. Gruppe folgen die endogenen Psychosen, deren Ursache in „noch unbekannten, *hirnunabhängigen* körperlichen Voraussetzungen" gesehen wird. Diese Formulierung stellt die bislang eindeutigste Abkehr von GRIESINGERS These „Geisteskrankheiten sind Gehirnkrankheiten" dar, die ein Autor bei der pathogenetischen Interpretation der Schizophrenie und Cyclothymie vollzogen hat.

Wenn wir nun abschließend versuchen, einige Gedanken zur psychiatrischen Systematik vorzutragen, die sich uns aus dem Studium der geschichtlichen Entwicklung der Krankheitsbegriffe und — Namen in der Psychiatrie und aus der Auseinandersetzung mit den aktuellen klinischen und theoretischen Fragen ergeben haben, so kann als Grund für diese Bemühung folgendes angeführt werden. Es gelingt heute, die klassifikatorischen Probleme der klinischen Psychiatrie mit den vorhandenen Methoden einigermaßen befriedigend zu bewältigen. Es kann aber kein Zweifel bestehen, daß es sich nur um eine *formale Ordnung* handelt, die um der formalen Ordnung willen an der Problematik des Einzelfalles vorbeisehen muß. Das Grundthema jeder wissenschaftlichen Auseinandersetzung mit dem Phänomen psychisch abnormer Menschen enthält jedoch in jedem Fall zahlreiche Einzelprobleme, von denen wir einige — vom Thema her gesehen — *wichtige* aufgreifen und gleichsam als *Schlußthesen* unserer Arbeit herausstellen wollen.

Die Literaturstudien zeigten an Hand der Kasuistik, daß die Phänomene überall in ihren Grundzügen identisch sind. Was sich der unvoreingenommenen Beobachtung darbietet, erscheint als ein geschlossenes Ganzes, dessen Integrität auch bei der willkürlichsten theoretischen Deutung und Benennung unverkennbar bleibt. Es ist gleichgültig, ob man eine gute, d. h. untheoretische Schilderung eines Einzelfalles bei GRIESINGER, MEYNERT, KRAEPELIN oder einem modernen Autor liest. Die Konstanz der Grundphänomene ist evident. Es muß späteren Untersuchungen vorbehalten bleiben, ob es in der Psychiatrie tatsächlich die Erscheinung des Symptomwandels gibt, eine Möglichkeit, die an der wohlumschriebenen Krankheitseinheit der progressiven Paralyse von W. ILLERT untersucht und für diesen Morbus mit gewissen Einschränkungen bejaht wurde. Der Nachweis eines Symptomwandels auch innerhalb der endogenen Psychosen wäre, falls er nach Ablauf langer, aber überschaubarer Zeiträume gelingen sollte, von größter theoretischer Bedeutung, da er die Regel der phänotypischen Identität endogener Psychosen in Frage stellen würde.

Es ergab sich weiter die Feststellung einer unaufhörlichen Verschiebung des Schwerpunktes bei der Betrachtung und Wertung des psychisch Abnormen:

In der naturphilosophischen Psychiatrie der Romantik prävalierte das Psychische so stark, daß das Körperliche *Epiphänomen* wurde, dem man keine oder nur geringe Bedeutung zubilligte.

Die zunehmende Konzentrierung auf das „somatische Gleis" der Forschung führte zu einem psycho-physischen Parallelismus oder materialistischen Funktionalismus, durch den das Seelische nun seinerseits zum Epiphänomen wurde.

DILTHEY, JASPERS und FREUD hoben die Eigengesetzlichkeit des Psychischen wieder hervor und schufen neue Methoden, die seiner Eigenart mehr entsprachen.

Neben der somatischen Forschung steht heute die psychosomatische Richtung in der Medizin. Sie sieht in psychischen Faktoren die „causa prima" der Vorgänge, die sich dann erst sekundär am minderwertigen oder sonst disponierten Organ auswirken. Dabei ist jedoch zu bedenken, daß auch diese „psychischen Faktoren" von einem Leib getragen werden oder von einem „Untergrund" (KURT SCHNEIDER) beeinflußbar sind, in dem die verschiedensten Kräfte wirksam gedacht werden können. Die diesen „Untergrund" konstituierenden oder ihn verändernden Kräfte können — je nach dem Standpunkt des Betrachters — als physischen oder außerphysischen Ursprungs gedacht werden.

Im Bereich der speziellen Psychiatrie sind die drei endogenen Formenkreise als Krankheitseinheiten im Sinne KRAEPELINS aufgegeben. An ihre Stelle treten die schizophrenen und cyclothymen Typen endogener Psychosen, deren Kern jedoch den Einheiten KRAEPELINS weitgehend entspricht.

Die am Studium der Endzustände gewonnene Feststellung KRAEPELINS, daß zwischen den völlig heilenden und nie ausheilenden Typen psychischer Erkrankungen ein „Wesensunterschied" bestehen müsse, bleibt eine noch unbeantwortbare Kernfrage der Psychiatrie im Hinblick auf die Relativität der Begriffe „heilbar" und „unheilbar".

Die Möglichkeit, daß manche endogene Psychosen — etwa die eigenartigen „Paraphrenien", die nur durch einfache Wahneinfälle charakterisiert sind — als „Pathovariationen" weder zu den Krankheiten im medizinischen Sinne noch zu den Spielarten seelischen Seins gehören, ist nicht von der Hand zu weisen. Selbst KURT SCHNEIDER, der den somatischen Krankheitsbegriff am unmißverständlichsten vertritt, fragt bei der Erörterung dieses Problemes: „Ist es vorstellbar, daß «die Seele» sich aus sich heraus in so grotesker Weise verändern kann, ohne daß dies durch Krankheit (des Leibes) verursacht wäre?" Die zuerst von JASPERS geäußerte Möglichkeit eigener kategorialer Ansprüche läßt sich mit der unvergleichlichen Eigenart ihrer Symptomatologie und dem Versagen aller somatischen Ursachenforschung ausreichend begründen. Damit blieben die endogenen Psychosen *zunächst* weitgehend Gegenstand der klinischen Psychopathologie[1]. Hier ist auch die unbestreitbare Feststellung anzuführen, daß die körperlich begründbaren Psychosen andere Bilder bewirken als die endogenen Psychosen. Andererseits läßt es sich aber nicht bestreiten, daß es schizophrene Psychosen gibt, die in allerkürzester Zeit — unbehandelt — zum Tode des Erkrankten führen. Dieses Faktum, der Tod eines an „Schizophrenie" erkrankten Menschen, ist für uns nur durch die Annahme eines „morbus" erklärbar, wenngleich wir noch nichts über seine Art und Wirkungsweise wissen. Aber trotz dieser unwiderlegbaren klinischen Erfahrung bleibt die Ansicht vertretbar, daß es sich bei den endogenen Psychosen um etwas „wesensmäßig anderes" handele, während wir Wesensunterschiede innerhalb der endogenen Typen nicht anerkennen können und hierin von der klassischen KRAEPELINschen Psychiatrie abweichen. Auch die BUMKEsche Lehre von der Reaktion auf organisch wirkende Noxen muß in diesem Zusammenhang abgelehnt werden; träfe sie zu, so müßte man in den Fällen, wo der Nachweis der Noxen gelingt, häufiger endogene Bilder sehen (WEITZ). Die grundsätzliche Übereinstimmung der „exogenen Bilder" in ihrer phänomenalen Eigenart ist vielmehr

---

[1] Auch die Forderung der *Psychotherapie* bei körperlich nicht begründbaren Psychosen ist hieraus ableitbar.

ein allgemein anerkanntes Kernstück der Psychiatrie seit BONHOEFFERS Lehre von den exogenen Prädilektionstypen.

Es ist fraglich, ob durch eine weitere Verfeinerung der naturwissenschaftlichen Forschungsmethoden eine Änderung der jetzigen Systematik zu erreichen ist. Selbst wenn es gelingen würde, konstante Befunde bei der Untersuchung schizophrener Syndrome zu finden, bleibt für uns noch offen, ob damit eine andere Klassifizierung möglich würde. Es könnte lediglich eine Gliederung in symptomatische Schizophrenien und genuine Schizophrenien erfolgen, die aber von dem übergeordneten psychopathologischen Begriff „Schizophrenie" zusammengehalten würden.

Ansatzpunkte für eine mögliche Neuorientierung der Systematik sehen wir, abgesehen von den Ergebnissen künftiger somatischer Forschung, im Phänomen des *Symptomwandels*, das zu einer Auflösung mancher psychopathologisch bisher einheitlich aufgefaßter Syndrome führen könnte. Unter dem Symptomwandel verstehen wir für die Psychiatrie eine Verschiebung innerhalb der scheinbar feststehenden Relationen zwischen Grundkrankheit und ihrem psychopathologischem Erscheinungsbild, ein Vorgang, der bisher mit Sicherheit noch nicht beobachtet werden konnte. Die nachweisbare Veränderung in der Art des *psychogenen Reagierens* läßt jedoch die Frage nach ähnlichen Erscheinungen im Bereich *pathologisch* bedingter *Seelenstörungen* zu. Auch der Nachweis pathogenetischer *psychischer* Faktoren könnte zu einer Revision des jetzigen Schizophreniebegriffes führen.

Eine klinische Psychopathologie, die sich nicht auf die intermittierende Deskription des Vorhandenen beschränkt, sondern die kontinuierlichere Beobachtung der Entwicklung klinischer Verläufe anstrebt, könnte durch ein solches Verfahren tiefere Einblicke in die Wirkung der Gesetze gewinnen, die das psychische Bild bestimmen als es mit den heute üblichen klinischen Methoden möglich ist.

KAHLBAUM und KRAEPELIN brachten mit der Einbeziehung der *Zeit* eine Abwendung von der rein statischen Betrachtung der Phänomene. Sie wählten als Forschungsgegenstand die Wirkung der Zeit in prospektiver Richtung, während FREUD sich vom Statischen in retrospektiver Richtung, d. h. zur Erforschung der Kindheit abwandte. Eine Verbindung beider Richtungen kann der Förderung des Verständnisses des „Gegenwärtigen" dienen.

Die vorhandenen Formen reichen im allgemeinen für die Ordnung des klinischen Materials aus. Schwierigkeiten bestehen in den Grenzgebieten, besonders im Bereich der Psychopathien und bei gewissen paranoischen Erkrankungen. Hier fehlen notwendigerweise noch die Kriterien für eine zwingende psychopathologische Klassifizierung.

Eine andersartige Bewertung und Benennung abnormer psychischer Phänomene wird möglich, wenn man nicht von der Feststellung der am Einzelfall nachweisbaren partiellen Funktionsstörung ausgeht, sondern durch geeignete Methoden das ungestörte und vielleicht für die Dauer des Lebens unzerstörbare Funktionsganze erfaßt und der Beurteilung zugrunde legt. In dieser Betrachtungsweise würde neben die bisher geübte Klassifikation nach negativen Merkmalen eine *positive Ordnung* dessen treten, was der Mensch trotz seiner „Krankheit" noch ist und leisten kann. Die Anwendung solcher Methoden wird sich besonders bei der Bearbeitung der noch sehr grobschlächtig diagnostizierten sogenannten *organischen Demenzen* als fruchtbar erweisen.

Eine mögliche Richtung weiterer klinisch-psychiatrischer Forschung scheint uns schließlich durch eine strengere Koordinierung pathophysiologischer und psychopathologischer Fragestellungen gegeben zu sein. Die mit einer gleichsam synoptisch vorgehenden Methode intendierten Fragen suchen jedoch nicht eine oder mehrere Kausalitäten zwischen physischem Geschehen und psychischem Phänomen zu erjagen, sondern es wird nach faßbaren Entsprechungen oder Regeln für dieses Nebeneinander-Sein gefragt. Die „somatischen Konditionen" in ihrer Mannigfaltigkeit zu erforschen und die „Zuordnungsmodi" der ihnen empirisch zugeordneten oder zuordnungsfähigen psychischen Phänomene genauer kennenzulernen, ist Ziel dieses Forschungsimpulses, dessen Verwirklichung wohl nur als Gemeinschaftsarbeit innerhalb einer „Schule" möglich ist. Mit der Anwendung dieser Methode vollzöge sich ein weiterer Schritt auf dem Wege der sich seit der Jahrhundertwende immer deutlicher abzeichnenden Abkehr von einem positivistischen Kausalismus und es könnte sich eine ausdrücklichere Wendung zu jener Schau der Phänomene anbahnen, die den Menschen in der Mannigfaltigkeit und Unerschöpfbarkeit seiner Daseinsbedingungen sieht und respektiert.

Literaturverzeichnis.

ALFORD, L. B.: Über die Klassifikation der Psychosen. Engl. Ref. Zbl. Neur. **45**, 67 (1927). — ALZHEIMER, A.: Über eine eigenartige Erkrankung der Hirnrinde. Vortrag, Tübingen 1906. Ref. Zbl. Nervenheilk. **30**, 177 (1907); Allg. Z. Psychiatr. **64**, 146 (1907); Die Gruppierung der Epilepsie. Allg. Z. Psychiatr. **64**, 418 (1907); Die diagnostischen Schwierigkeiten in der Psychiatrie. Z. Neur. **1**, 1 (1910). — ANTON, G.: THEODOR MEYNERT usw. J. Psychol. u. Neur. **40**, 256 (1930). — ARNDT, E.: Über die Geschichte der Katatonie. Zbl. Nervenheilk. **25**, 81 (1902). — ARNDT, R.: Über Tetanie u. Psychose. Ref. Allg. Z. Psychiatr. **30**, 53 (1874). Über Katalepsie u. Psychose. Allg. Z. Psychiatr. **30**, 28 (1874); Lehrbuch der Psychiatrie. Wien u. Leipzig 1883; Was sind Geisteskrankheiten? Halle 1897. — ARONOWITSCH, G. D.: Über ein Klassifikationssystem usw. Z. Neur. **92**, 609 (1924). — ASCHAFFENBURG, G.: Die Katatoniefrage. Allg. Z. Psychiatr. **54**, 1004 (1898). Die Einteilung der Psychosen. Handbuch der Psychiatrie. Leipzig-Wien 1911. — ASCHENBRENNER, A.: Zur Frage der schizophrenen Reaktion. Z. Neur. **178**, 52 (1944). — AWTOKRATOW, P. M.: Die Geisteskranken im russischen Heere usw. Allg. Z. Psychiatr. **64**, 286 (1907).

BAILLARGER, M.: De la folie à double forme. Ann. méd.-psychol. 6, 369 (1854). — BAUMANN, C.: Besteht ein Zusammenhang zwischen manisch-depressiver Psychose und Paranoia? Z. Neur. 151, 17 (1934). — BAUMER, L.: Über geheilte Schizophrenien. Z. Neur. 164, 162 (1939). — BERINGER, K. Der Meskalinrausch. Berlin 1927. — BERNHART, J.: Zur Klassifikation der Idiotie u. Psychoneurosen. Allg. Z. Psychiatr. 58, 675 (1901). — BERZE, J.: Die primäre Insuffizienz der psychischen Aktivität. Leipzig-Wien 1914; MEYNERT und die Schizophrenie. Z. Neur. 154, 265 (1936). — BINSWANGER, L.: Über die Pathogenese und klinische Stellung der Erschöpfungspsychosen. Arch. f. Psychiatr. 29, 978 (1897); KARL JASPERS und die Psychiatrie. Schweiz. Arch. Neur. 51, 1 (1943); ALFRED ERICH HOCHE. Nekrolog. Schweiz. Arch. Neur. 53, 1 (1944); Wahnsinn als lebensgeschichtliches Phänomen und als Geisteskrankheit. Mschr. Psychiatr. 110, 129 (1945). — BIRNBAUM, K.: Psychosen mit Wahnbildung und wahnhafte Einbildungen bei Degenerativen. Halle 1908; Dementia praecox und Wahnspychosen der Degenerativen. Zbl. Nervenheilk. 32, 429 (1909); Zur Frage der psychogenen Krankheitsformen. I. und II. Z. Neur. 1, 27 (1910); 7, 404 (1911); Kriegsneurosen und -psychosen auf Grund der gegenwärtigen Kriegsbeobachtungen. Zbl. Neur. 11, 321 (1915); 12, 1 (1916); Der Aufbau der Psychose. Allg. Z. Psychiatr. 75, 455 (1919); Die Strukturanalyse als klinisches Forschungsprinzip. Z. Neur. 53, 121 (1920); 74, 103 (1922); Die neueren Forschungsbestrebungen in der Psychiatrie in ihrer klinischen Bedeutung. Mschr. Psychiatr. 54, 305 (1923); Persönlichkeit und Psychose. Mschr. Psychiatr. 63, 346 (1927); Zur Revision der psychiatrischen Krankheitsaufstellungen. Mschr. Psychiatr. 68, 80 (1928); Die Klassifikation der Psychosen. Dtsch. med. Wschr. 1928, 2089; Geschichte der psychiatrischen Wissenschaft. BUMKES Handbuch der Geisteskrankht. Berlin 1928; Der Aufbau der Psychose. BUMKES Handbuch der Geisteskrankheiten. Berlin 1928. — BLEULER, E.: Diskussionsbemerkung zum Vortrag ASCHAFFENBURGS. Allg. Z. Psychiatr. 55, 60 (1898); Die Prognose der Dementia praecox (Schizophreniegruppe). Allg. Z. Psychiatr. 65, 436 (1908); Wahnhafte Einbildung der Degenerierten Zbl. Nervenheilk. 32, 77 (1909); Dementia praecox oder Gruppe der Schizophrenien. ASCHAFFENBURGS Handbuch der Psychiatrie. Leipzig-Wien 1911; Die Kritiken der Schizophrenien. Z. Neur. 22, 19 (1914); Die Probleme der Schizoidie und der Syntonie. Z. Neur. 78, 373 (1922); Primäre und sekundäre Symptome der Schizophrenie. Z. Neur. 124, 647 (1930). — BLEULER, M.: Von Erscheinungsbildern zu Grundformen seelischen Krankseins. Vjschr. naturforsch. Ges. Zürich 88, 55 (1943). — BLEULER, M., u. H. WALDER: Die geistigen Störungen bei der hereditären FRIEDREICHSchen Ataxie usw. Schweiz. Arch. Neur. 58, 44 (1946). — BODAMER, J.: Zur Phänomenologie des geschichtlichen Geistes in der Psychiatrie. Nervenarzt. 19, 299 (1948); Zur Ideengeschichte der Psychiatrie. [Manuskript]; Zur Entstehung der Psychiatrie als Wissenschaft im 19. Jahrhundert. Fortschr. Neur. 21, 511 (1953). — BONHOEFFER, K.: Zur Frage der exogenen Psychosen. Zbl. Nervenheilk. 32, 499 (1909); Klinische Beiträge zur Lehre von den Degenerationspsychosen. Halle 1907 (ALTsche Sammlung Bd. 7); Zur Frage der Klassifikation der symptomatischen Psychosen. Berl. klin. Wschr. 1908, 2257; Die symptomatischen Psychosen. Leipzig und Wien 1910; Die Infektions- und Autointoxikationspsychosen. Mschr. Psychiatr. 34, 506 (1913); Über Fälle von hysterischer Granatexplosionslähmung. Arch. f. Psychiatr. 56, 701 (1916); Die exogenen Reaktionstypen. Arch. f. Psychiatr. u. Z. Neur. 58, 58 (1917); Über die Bedeutung der Kriegserfahrungen für die allg. Psychopathologie und Ätiologie der Geisteskrankheiten. Handbuch der ärztlichen Erfahrungen im Weltkrieg. Bd. 4, Leipzig 1922; Die Geschichte der Psychiatrie in der Charité im 19. Jahrhundert. Z. Neur. 168, 37 (1940). — BORNSTEIN, M.: Über einen eigenartigen Typus der psychischen

Spaltung. Schizothymia reactiva. Z. Neur. **36**, 86 (1917). — Bostroem, A.: Über organisch provozierte endogene Psychosen. Z. Neur. **131**, 1 (1931). — Bosch, G., u. L. Ciampi: Einteilung der Geisteskrankheiten. Span. Ref. Zbl. Neur. **59**, 457 (1931). — Braunmühl, A. v.: Insulinschock und Heilkrampf in der Psychiatrie. 2. Aufl. Stuttgart 1947. — Bresler, J.: Einheitliche Bezeichnung und Einteilung der Psychosen. Psychiatr.-neur. Wschr. **1909/10**, 367. — Breuer, J., u. S. Freud: Über den psychischen Mechanismus hysterischer Phänomene. Neur. Zbl. **12**, 4 (1893). — Brosius: Die Katatonie. Allg. Z. Psychiatr. **33**, 770 (1877). — Brown-Séquard: Eröffnungsvorlesung am 2. 12. 1878 in Paris. Ref. Zbl. Nervenheilk. **2**, 24 (1879). — Bühler, K.: Abriß der geistigen Entwicklung des Kindes. 7. Aufl. Heidelberg 1949. — Bürger-Prinz, H.: Paul Schröder. Allg. Z. Psychiatr. **119**, 161 (1942). — Bullen, F. St. J.: Einige Bemerkungen über Geisteskrankheiten. Ihre Klassifikation und Nomenklatur. Bristol Med.-Chir. J. **30**, 205 (1912); ref. Zbl. Neur. **6**, 514 (1913). — Bumke, O.: Über die Umgrenzung des manisch-depressiven Irreseins. Zbl. Nervenheilk. **32**, 381 (1909); Die Auflösung der Dementia praecox. Klin. Wschr. **1924**, 437; Über die gegenwärtigen Strömungen in der klinischen Psychiatrie. Vortrag Innsbruck 1924; ref. Zbl. Neur. **40**, 108 (1925); Fünfzig Jahre Psychiatrie. Arch. f. Psychiatr. **76**, 58 (1926); Ziele, Wege und Grenzen der psychiatrischen Forschung. Bumkes Handbuch der Geisteskrankheiten. Berlin 1928.

Charcot, J. M.: A propos de six cas d'hystérie chez l'homme. Progrès méd. 1885. — Conrad, K.: Strukturanalysen hirnpathologischer Fälle. Arch. f. Psychiatr. u. Z. Neur. **180**, 54 (1948). — Cramer, A.: Über die Bedeutung der Symptomenkomplexe in der psychiatrischen Diagnostik. Allg. Z. Psychiatr. **67**, 631 (1910). — de Crinis, M.: Meynert und seine Lehren in ihrer Bedeutung für die heutige Psychiatrie. Z. Neur. **165**, 17 (1939). — Culpin, M.: Über Nomenklatur geistiger Störungen geringeren Grades. Engl. Ref. Zbl. Neur. **31**, 425 (1923).

Dick: Über die internationale Irrenstatistik. Allg. Z. Psychiatr. **26**, 374 (1869). — Dilthey, W.: Novalis. Preußische Jahrbücher. 15. Bd. Berlin, 1865. Ideen über eine beschreibende und zergliedernde Psychologie. Sitzungsber. Kgl. preuß. Akad. Wiss. Philos.-hist. Kl. **53**, 1309 (1894). — Donath, J.: Zur Kenntnis des Anankasmus. Arch. f. Psychiatr. **29**, 211 (1897). — Dornblüth, O.: Moderne Einteilung der Geisteskrankheiten. Münch. med. Wschr. **1904**, 1968. — Dreyfus, G.: Die Melancholie, ein Zustandsbild des manisch-depressiven Irreseins. Jena 1907.

Easterbrook, C. C.: Die Klassifikation der Geistesstörungen. Engl. Ref. Zbl. Neur. **43**, 165 (1926). — v. Economo, K.: Die Encephalitis lethargica. Berlin u. Wien 1929. — v. Ehrenfels, Chr.: Über Gestaltsqualitäten. Vjschr. Philos. **14**, (1890). — Emminghaus, H.: Allgemeine Psychopathologie. Leipzig 1878. — Ewald, G.: Zur Frage der klinischen Zusammengehörigkeit der symptomatischen Psychosen. Mschr. Psychiatr. **44**, 127 (1918); Nachtrag zur Arbeit: Das manisch-depressive Irresein und die Frage der Krankheitseinheit. Z. Neur. **66**, 347 (1921); Schizophrenie, Schizoid, Schizothymie. Z. Neur. **77**, 439 (1922); Krankheitseinheit und Reaktionsform. Z. Neur. **99**, 777 (1925); Über die Motilitätspsychose. Arch. f. Psychiatr. **76**, 233 (1926); Das Verhältnis der „Degenerationspsychosen" zu den großen Formenkreisen des Irreseins. Klin. Wschr. **1927**, 881; Mischpsychosen, Degenerationspsychosen, Aufbau. Mschr. Psychiatr. **68**, 157 (1928); Dementia praecox und Schizophrenie. Z. Neur. **123**, 465 (1930); Über die Notwendigkeit einer pathophysiologischen Unterlegung der psychiatrischen Krankheitseinteilung. Z. Neur. **131**, 18 (1931); Gustav Specht gestorben. Z. Neur. **171**, 607 (1941).

Falret, S.: Leçons cliniques de médecine mentale. Paris 1854. — Fink, E.: Beitrag zur Kenntnis des Jugendirreseins. Allg. Z. Psychiatr. **37**, 490 (1881). — Fischer, S., u. D. Jaschke: Zur nosologischen Stellung der Paraphrenie. Z. Neur. **137**, 791 (1931). — Fischer, M.: Otto Snell gestorben. Allg. Z. Psychiatr. **114**,

387 (1940). — FLECHSIG, P.: Die körperlichen Grundlagen der Geistesstörungen. Leipzig 1882. — FOREL, A.: Zur Einteilung der Nervenkrankheiten. J. f. Psychol. u. Neur. Erg.-Heft 19, 358 (1912). — FREUD, S.: Ges. Werke. London 1952. FREUND, C. S.: Zwei Fälle von genereller Gedächtnisschwäche. Zbl. Nervenheilk. 11, 71 (1888). — FRIEDREICH, J. B.: Versuch einer Literärgeschichte der Pathologie und Therapie der psychischen Krankheiten. Würzburg 1830. — FRIES, J. F.: Handbuch der psychischen Anthropologie. Jena 1820.

GANSER: Über einen eigenartigen hysterischen Dämmerzustand. Arch. f. Psychiatr. 30, 633 (1898). — GAUPP, R.: EDUARD TOULOUSES Versuch einer neuen Einteilung der Geisteskrankheiten. Zbl. Nervenheilk. 23, 177 (1900); Über die Grenzen psychiatrischer Erkenntnis. Zbl. Nervenkeilk. 26, 1 (1903); Zur Frage der kombinierten Psychosen. Zbl. Nervenheilk. 26, 766 (1903); Wege und Ziele psychiatrischer Forschung. Tübingen 1907; Besprechung der 8. Aufl. von E. KRAEPELINS Psychiatrie. Zbl. Neur. 12, 148 (1916); Besprechung des I. Bandes: Zbl. Nervenheilk. 32, 800 (1909); Besprechung des II. Bandes: Z. Neur. 2, 901 (1911); Besprechung des III. Bandes: Z. Neur. 7, 1101 (1913); Die Klassifikationen in der Psychopathologie. Z. Neur. 28, 292 (1915); Die Frage der kombinierten Psychosen. Arch. f. Psychiatr. 76, 73 (1926); Kampf um die Krankheitseinheit. Zbl. Neur. 42, 594 (1926). — GAUPP, R., u. F. MAUZ: Krankheitseinheit und Mischpsychosen. Z. Neur. 101, 1 (1926); Wandlungen des Hysteriebegriffes. Mschr. Psychiatr. 99, 233 (1938); Die Lehren KRAEPELINS. Z. Neur. 165, 47 (1939); EUGEN BLEULER gestorben. Die Persönlichkeit und ihr Werk. Z. Neur. 168, 1 (1940); Zur Lehre von der Paranoia. Z. Neur. 174, 762 (1942). — GEIST, FR.: Über die Klassifikation der Psychosen, insbesondere der periodischen. Allg. Z. Psychiatr. 64, 48 (1907). — GEORGI, F. u. Mitarb.: Psychophysische Korrelationen. V—VII. Schweiz. med. Wschr. 1948, 1194; 1949, 121; 1950, 129. GLOVER, E.: Die Prinzipien der psychiatrischen Klassifikation. Proc. Roy. Soc. Med. 25, 1195 (1932); Ref. Zbl. Neur. 66, 596 (1933); Ein psychoanalytischer Zugang zur Klassifikation psychischer Störungen. Engl. Ref. Zbl. Neur. 67, 69 (1933). — GOSLINE, H. L.: Vorbemerkungen zu einer Klassifikation der Geisteskrankheiten. Engl. Amer. J. Psychiatr. 2, 235 (1922); ref. Zbl. Neur. 32, 8 (1923). — GRIESINGER, W.: Über psychische Reflexaktionen. Arch. f. physiol. Heilk. (Rosas-Wunderlich) 2, 76 (1843); ref. SCHMIDTS Jb. 41, 8 (1844). Die Pathologie und Therapie der psychischen Krankheiten. 2. Aufl. Stuttgart 1861; Vortrag zur Eröffnung der psychiatrischen Klinik zu Berlin am 2. Mai 1867. Arch. f. Psychiatr. 1, 143 (1868); Über einen wenig bekannten psychopathischen Zustand. Arch. f. Psychiatr. 1, 626 (1868); Vortrag zur Eröffnung der Klinik für Nerven- und Geisteskrankheiten in der kgl. Charité in Berlin. 1866. In: Gesammelte Abhandlungen Bd. II. Berlin 1872. — GROTJAHN, M.: Zur psychiatrischen Systematik und Statistik. Allg. Z. Psychiatr. 99, 464 (1933). — GRUHLE, H. W.: Die Bedeutung des Symptoms in der Psychiatrie. Z. Neur. 16, 465 (1913); BLEULERS Schizophrenie und KRAEPELINS Dementia praecox. Z. Neur. 17, 114 (1913); Die Psychologie der Dementia praecox. Z. Neur. 78, 454 (1922); Der Psychopathiebegriff. Allg. Z. Psychiatr. 114, 233 (1940).

HADDENBROCK, S.: Die psychopathologischen Zwischenhirn- und Stirnhirnsyndrome und ihre Bedeutung für ein natürliches nosologisches System. Fortschr. Neur. 17, 199 (1949). — HAGEN, F. W.: Studien auf dem Gebiet der ärztlichen Seelenkunde. Erlangen 1870. — HALLERVORDEN, E.: Über den wissenschaftlichen Standpunkt in der Psychiatrie. Zbl. Nervenheilk. 3, 465 (1880). — HANSEN, A.: Versuch einer Analyse und Klassifikation der Geisteskrankheiten auf psychopathologischer Grundlage. Luxemburg 1919. — HARMS, E.: Ein Korrekturproblem psychiatrischer Nomenklatur. Psychiatr.-neur. Wschr. 1937, 208. — HARTMANN, F.: Referat über Kranksinnigenstatistik. Jb. Psychiatr. 34, 173 (1913). — HECKER, E.:

Die Hebephrenie. Virchows Arch. 52, (1871); Zur klinischen Diagnostik und Prognostik der Geisteskrankheiten. Allg. Z. Psychiatr. 33, 602 (1877); Die milden Verlaufsarten des circulären Irreseins. Arch. f. Psychiatr. 29, 1018 (1897); Die Cyclothymie, eine zirkuläre Gemütserkrankung. Z. f. prakt. Ärzte 1, 6 (1897); Nekrolog Karl Ludwig Kahlbaum. Psychiatr.-neur. Wschr. 1899, 125. — Heilbronner, K.: Nekrolog C. Wernicke. Allg. Z. Psychiatr. 62, 881 (1905). — Heinroth: Lehrbuch der Störungen des Seelenlebens. Leipzig 1818. — Hellpach, W.: Grundgedanken zur Wissenschaftslehre der Psychopathologie Leipzig 1906. — Herz, E.: Zur Frage der sogenannten Mischpsychosen. Z. Neur. 116, 251 (1928); Ein weiterer Beitrag zur Frage der „symptomatischen Schizophrenien". Z. Neur. 136, 311 (1931). — Hertz: Ist die Ausdrucksweise „Verrücktheit, primäre Verrücktheit" in dem jetzt gebräuchlichen Sinne in unsere Technik einzubürgern oder nicht? Allg. Z. Psychiatr. 34, 271 (1878). — Hildebrandt, K.: Der philosophische Grundgedanke in Wernickes System. Mschr. Psychiatr. 54, 209 (1923). — Hoche, E. A.: Differentialdiagnose zwischen Epilepsie und Hysterie. Berlin 1902; Über Einteilung und Benennung der Psychosen mit Rücksicht auf die Anforderungen der ärztlichen Prüfung. Vortrag; ref. Allg. Z. Psychiatr. 61, 737 (1904); Ausf. im Arch. f. Psychiatr. 38, 1070 (1904), mit Diskussionsbeiträgen; Kritisches zur psychiatrischen Formenlehre. Allg. Z. Psychiatr. 63, 559 (1906); Die Bedeutung der Symptomenkomplexe in der Psychiatrie. Z. Neur. 12, 540 (1912); Wandlungen der wissenschaftlichen Denkformen. Münch. med. Wschr. 1926, 1307. — Hönigswald, R.: Philosophie und Psychiatrie. Arch. f. Psychiatr. 87, 703 (1929). — Hoffmann, F.: Über die Einteilung der Geisteskrankheiten in Siegburg. Allg. Z. Psychiatr. 19, 367 (1862). — Hoppe, A.: Zur logischen Grundlegung der Psychopathologie. Z. Neur. 51, 376 (1919). — Husserl, E.: Ideen zu einer reinen Phänomenologie und phänomenologische Philosophie. Halle 1913.

Illert, W.: Über den Symptomwandel der paralytischen Psychose. Fschr. Neur. 18, 31 (1950).

Jacobi, W., u. H. Winkler: Arbeiten zur Ideengeschichte der Psychiatrie. Arch. Psychiatr. 91, 162 (1930); Jacobi, W.: II. Mitteilung. Z. Neur. 128, 129 (1930); III. Mitteilung. Arch. Psychiatr. 94, 780 (1931); IV. Mitteilung. Arch. Psychiatr. 95, 617 (1931). — Jaspers, K.: Eifersuchtswahn. Z. Neur. 1, 567 (1910); Kausale und „verständliche" Zusammenhänge zwischen Schicksal und Psychose bei der Dementia praecox. Z. Neur. 14, 158 (1913); Phänomenologische Forschungsrichtung. Z. Neur. 9, 391 (1912); Ref. zu Kretschmers Buch: der sensitive Beziehungswahn. Z. Neur. (Ref.) 18, 123 (1919); Allgemeine Psycho-pathologie. 4. Aufl. Berlin-Heidelberg 1946. — Jelgersma, G.: Das System der Psychosen. Z. Neur. 13, 17 (1912); Lehrbuch der Psychiatrie. Amsterdam 1912. — Jellinek, E. M.: Einige Prinzipien psychiatrischer Klassifizierung. (Engl.) Ref. Zbl. Neur. 95, 195 (1940); — Jolly, F.: Besprechung der 5. Auflage von Kraepelins Psychiatrie. Arch. f. Psychiatr. 28, 1003 (1896). — Jung, R.: Ein neurologisch-psychiatrisches Diagnosenschema. Nervenarzt 19, 552 (1948).

Kahlbaum, L. K.: Die Gruppierung der psychischen Krankheiten und die Einteilung der Seelenstörungen. Danzig 1863; Vortrag Innsbruck 1869 über „Melancholia attonita". Ref. Arch. f. Psychiatr. 2, 499 (1870); Über das Spannungsirresein. Vortrag. Ref. Arch. f. Psychiatr. 2, 502 (1870); Die Katatonie. Berlin 1874; Die klinisch-diagnostischen Gesichtspunkte der Psychopathologie. Volkmanns Slg. klin. Vortr. 1878, 126; Heboidophrenie. Vortrag. ref. Allg. Z. Psychiatr. 41, 711 (1884); Über eine klinische Form des moralischen Irreseins. Ber. 27. Vers. dtsch. Naturforscher usw. Magdeburg 1884; in Arch. f. Psychiatr. 16, 570 (1885); Über Heboidophrenie. Allg. Z. Psychiatr. 46, 460 (1890). — Kahn, E.: Konstitution, Erbbiologie und Psychiatrie. Z. Neur. 57, 280 (1920); Referat über den

sensitiven Beziehungswahn Kretschmers. Z. Neur. Ref. **20**, 69 (1920); Zur Frage
des schizophrenen Reaktionstypus. Z. Neur. **66**, 273 (1921); Über die Bedeutung
der Erbkonstitution für die Entstehung, den Aufbau und die Systematik der Erscheinungsformen des Irreseins. Z. Neur. **74**, 69 (1922); Versuch einer einheitlichen
Gruppierung aller schizophrenen Äußerungsformen des Irreseins. Allg. Z. Psychiatr.
84, 268 (1926); Zur Problematik in der heutigen Psychiatrie. I. Internat. Kongreß
für Psychische Hygiene. Washington 5.—10. 5. 1930; Die psychopathischen Persönlichkeiten. Bumkes Handbuch der Geisteskrankheiten. Berlin 1928. — Kalberlah, F.: Über die akute Commotionspsychose. Arch. f. Psychiatr. **38,**402 (1904). —
Kehrer, F.: Methodische Fragen und Gesichtspunkte der heutigen Psychiatrie.
Z. Neur. **81**, 431 (1923); Die Stellung von Hoches „Syndromenlehre". Arch. f.
Psychiatr. **74**, 427 (1925); Die psychischen Störungen des Rückbildungsalters.
Klin. Teil. Allg. Z. Psychiatr. **114**, 169 (1940). — v. Kieser: Elemente der Psych-
iatrik. Breslau und Bonn 1855. — Kirchhoff, Th.: Geschichte der Psychiatrie.
Aschaffenburgs Handbuch der Psychiatrie. 4. Abt. Leipzig und Wien 1912;
Deutsche Irrenärzte. Berlin 1921 und 1924. — Kirn, L.: Über periodische Psychosen.
Allg. Z. Psychiatr. **26**, 373 (1869); Die periodischen Psychosen. Stuttgart 1878. —
Kleist, K.: Die Streitfrage der akuten Paranoia. Z. Neur. **5**, 366 (1911); Die klinische
Stellung der Motilitätspsychosen. Allg. Z. Psychiatr. **69**, 109 (1912); Die Involutions-
paranoia. Allg. Z. Psychiatr. **70**, 1 (1913); Autochthone Degenerationspsychose.
Neur. Zbl. **39,**743 (1920); Episodische Dämmerzustände. Vortrag in Frankfurt 1923;
ref. Zbl. Neur. **33**, 83 (1923); Die Auffassung der Schizophrenien als psychische
Systemerkrankungen (Heredo-Degenerationen). Klin. Wschr. **1923**, 962; Die gegenwärtigen Strömungen in der Psychiatrie. Allg. Z. Psychiatr. **82**, 1 (1925); Weitere
Beobachtungen über klinische Dämmerzustände. Ref. Zbl. Neur. **42**, 614 (1926);
Episodische Dämmerzustände. Leipzig 1926; Bericht über die Gehirnpathologie
in ihrer Bedeutung für Neurologie und Psychiatrie. Z. Neur. **158**, 159 (1937); Fortschritte der Psychiatrie. Frankfurt 1947. — Kloos, G.: Der heutige Stand der
psychiatrischen Systematik. Med. Klin. **1951**, 1. — Koch, J. L. A.: Die psychopathischen Minderwertigkeiten. Ravensburg 1891—1893. — Körtke, H.: Ein
Dilemma in der Dementia praecox-Frage. Z. Neur. **48**, 354 (1919); Über einige
psychiatrische Grundbegriffe in historischer Betrachtung. Vortrag in Hamburg 1929;
ref. Zbl. Neur. **53**, 255 (1929). — Korsakow, S. S.: Über eine besondere Form
psychischer Störung kombiniert mit multipler Neuritis. Arch. f. Psychiatr. **21**, 669
(1890); Allg. Z. Psychiatr. **46,** 475 (1890). — Kraepelin, E.: Über die Beeinflussung
einfacher psychischer Vorgänge durch einige Arzneimittel. Jena 1892; Ziele und
Wege der klinischen Psychiatrie. Allg. Z. Psychiatr. **53**, 840 (1897); Zur Diagnose
und Prognose der Dementia praecox. Allg. Z. Psychiatr. **56**, 254 (1899); Die
klinische Stellung der Melancholie. Mschr. Psychiatr. **6**, 325 (1899); Vergleichende
Psychiatrie. Zbl. Nervenheilk. **27**, 433 (1904); Fragestellungen der klinischen Psychiatrie. Zbl. Nervenheilk. **28**, 573 (1905); Diskussion: Allg. Z. Psychiatr. **62**, 845 (1905);
Psychiatrie. 8. Aufl. Bd. 1—4, 1909—15; Über paranoide Erkrankungen. Z. Neur.
11, 617 (1912); 100 Jahre Psychiatrie. Z. Neur. **38**, 161 (1918); Ziele und Wege
der psychiatrischen Forschung. Z. Neur. **42**, 169 (1918); Die Erforschung psychischer Krankheitsformen. Z. Neur. **51**, 224 (1919); Die Erscheinungsformen des
Irreseins. Z. Neur. **62**, 1 (1920); Schlußwort zu Kahns Referat über Kretschmer:
Der sensitive Beziehungswahn. Z. Neur. Ref. **20**, 85 (1920); Wilhelm Wundt
Nekrolog. Z. Neur. **61**, 351 (1920); Über „exogene Reaktionstypen". Zbl. Neur. **40**,
379 (1925). — v. Krafft-Ebing, R.: Die Melancholie. Erlangen 1874; Unter-
suchungen über Irresein zur Zeit der Menstruation. Arch. f. Psychiatr. **8**, 65 (1878);
Lehrbuch der Psychiatrie. Stuttgart 1879. — Kretschmer, E.: Der sensitive
Beziehungswahn. Berlin 1918; Entwurf zu einem einheitlichen Begutachtungsplan

für die Kriegs- und Unfallneurosen. Münch. med. Wschr. **1919**, 804; Über psychogene Wahnbildung bei traumatischer Hirnschwäche. Z. Neur. **45**, 272 (1919); Gedanken über die Fortentwicklung der psychiatrischen Systematik. Z. Neur. **48**, 370 (1919); Der heutige Stand der klinischen Psychiatrie. Dtsch. med. Wschr. **1922**, 95. — KREUSER: Zum Berichte der statistischen Kommission der Dtsch. V. Psychiatr. Psychiatr.-neur. Wschr. **1913/14**, 42. — KRISCH, H.: Der heutige Stand der Lehre von den exogenen Reaktionstypen. Mschr. Psychiatr. **57**, 255 (1925); Die cerebralen Reaktionsweisen. Z. Neur. **102**, 425 (1926); Die exogenen Reaktionstypen und das Dementia praecox-Problem. Vortrag Kassel 1925; Ref. Zbl. Neur. **42**, 345 (1926); Schizophrene Symptome bei organischen Hirnerkrankungen und ihre Bedeutung für das Schizophrenieproblem. Vortrag Stuttgart 1930; ref. Zbl. Neur. **56**, 448 (1930); Schizophrene Symptome bei organischen Hirnprozessen und ihre Bedeutung für das Schizophrenieproblem. Z. Neur. **129**, 209 (1930). — KROH, O.: Psychologie des Grundschulkindes. Langensalza 1928. — KROLL, M.: Die neuropathologischen Syndrome. Berlin 1929. — KRONFELD, A.: Perspektiven der Seelenheilkunde. Leipzig 1930; Sitzgsber. preuß. Akad. Wiss. **53**, 1309 (1894); JAKOB FRIEDRICH FRIES und die psychiatrische Forschung. Z. Neur. **51**, 317 (1919); Bemerkungen zu den Ausführungen von K. BIRNBAUM über die Strukturanalyse als klinisches Forschungsprinzip. Z. Neur. **53**, 317 (1920); Einige Bemerkungen über die ersten psychotherapeutischen Veröffentlichungen, insbesondere J. C. REIL. Allg. ärztl. Z. Psychother. **1**, 10 (1928); Über den Wandel des Schizophreniebegriffes. Mschr. Psychiatr. **73**, 140 (1929). — KÜPPERS, E.: Der Grundplan des Nervensystems und die Lokalisation des Psychischen. Z. Neur. **75**, 1 (1922); Weiteres zur Lokalisation des Psychischen. Z. Neur. **83**, 247 (1923); Die Auflösung des Leib-Seele-Problems. Arch. f. Psychiatr. **74**, 565 (1925); Über den Begriff der Grundstörung und seine Bedeutung für die Einteilung und die Lokaldiagnose der Geisteskrankheiten. Arch. f. Psychiatr. **99**, 1 (1933); Der Weg zur Lokaldiagnose der Geisteskrankheiten. Klin. Wschr. **1933**, 1009.

LAFORGUE, R.: Schizophrenie, Schizomanie, Schizonoia. Z. Neur. **105**, 448 (1926). — LANGE, J.: Über die Paranoia und die paranoische Veranlagung. Z. Neur. **94**, 85 (1925); Die endogenen und reaktiven Gemütserkrankungen und die manisch-depressive Konstitution. In BUMKES Handbuch der Geisteskrankheiten. Berlin 1928; Grundsätzliche Erörterungen zu KLEISTS hirnpathologischen Lehren. Z. Neur. **158**, 247 (1937). — LEIDESDORF, M.: Lehrbuch der psychischen Krank-heiten. 2. Aufl. Erlangen 1865. — LEMKE, R.: Über die vegetative Depression. Psychiatr. Neur. u. med. Psychol. **1**, 161 (1948). — LENTZ, A. K.: Die Klassifikation der Psychosen. (Russ.) Ref. Zbl. Neur. **82**, 52 (1936). — LEONHARD, K.: Die Angstpsychose in WERNICKES und KRAEPELINS Betrachtungsweise. Z. Neur. **165**, 75 (1939). — LIEPMANN, H.: Über WERNICKES Einfluß auf die klinische Psychiatrie. Mschr. Psychiatr. **30**, 1 (1911). — VAN DER LITH: Ist eine Klassifikation der Geisteskrankheiten notwendig. Zbl. Nervenheilk. **2**, 405 (1879). — LUCANGELI, G. L.: Das klassifikatorische Problem in der Psychiatrie. Giorn. Psychiatr. clin. **39**, 90 (1911); Ref. Z. Neur. (Ref. u. Erg.) **5**, 164 (1912).

MAGNAN, V.: Über das Zusammenbestehen verschiedener Irrsinnsformen bei demselben Kranken. (Franz.) Arch. de Neur. (1880). — MAIER, H. W.: Über katathyme Wahnbildung und Paranoia. Z. Neur. **13**, 555 (1912); EUGEN BLEULER gestorben. Z. Neur. **82**, 1 (1923). — MAINZER, F.: Über die logischen Prinzipien der ärztlichen Diagnose. Berlin 1925. — MARCUSE, H.: Zur Frage der Einheitspsychose. Arch. f. Psychiatr. **78**, 682 (1926). — MATUSSEK, P.: Psychotisches und nichtpsychotisches Bedeutungsbewußtsein. Nervenarzt **19**, 372 (1948). — MAUZ, F.: Der konstitutionsbiologische Aufbau der Psychosen als Grundlage einer klinischen Systematik und Prognostik. Zbl. Neur. **42**, 595 (1926); Grundsätzliches zum

Psychopathiebegriff. Allg. Z. Psychiatr. **113,** 86 (1939). — MAYER-GROSS, W.: Über das Problem der typischen Verläufe. Z. Neur. **78,** 429 (1922); Fünfundzwanzig Jahre Dementia praecox. Klin. Wschr. **1924;** Die Entwicklung der klinischen Anschauungen KRAEPELINS. Arch. f. Psychiatr. **87,** 30 (1929); Primäre und sekundäre Symptome in der Schizophrenie. Z. Neur. **124,** 647 (1930); Krankheitsart und Krankheitsbild in der klinischen Psychiatrie der Gegenwart. Med. Welt **1933;** Zum Problem des „schizophrenen Reaktionstypus". Z. Neur. **76,** 584 (1922).— MEDOW,W.: Eine Gruppe depressiver Psychosen des Rückbildungsalters mit ungünstiger Prognose. Arch. f. Psychiatr. **64,** 480 (1921). — MENDEL, E.: Die Manie. Wien und Leipzig 1881; Halluzinatorische Manie als selbst. Krankheitseinheit. Ref. Zbl. Nervenheilk. **4,** 568 (1881); Über sekundäre Paranoia. Arch f. Psychiatr. **15,** 289 (1884); Ein Beitrag zur Lehre von den periodischen Psychosen. Allg. Z. Psychiatr. **44,** 617 (1888). — MEINONG, A.: Zur Psychologie der Komplexionen und Relationen. Z. Psychol. **2,** 245 (1891). — MEYER, L.: Über zirkuläre Geisteskrankheiten. Arch. f. Psychiatr. **4,** 139 (1874). — MEYERHOF, O: Beiträge zur psychologischen Theorie der Geistesstörungen. Göttingen 1910. — MEYNERT, TH.: Skizzen über Umfang und wissenschaftliche Anordnung des psychiatrischen Lehrstoffes. Wien 1876; Psychiatrie. Klinik der Erkrankungen des Vorderhirns. Wien 1884; Amentia, die Verwirrtheit. Jb. Psychiatr. **9,** 1 (1890); Klinische Vorlesungen über Psychiatrie. Wien 1890. — MÖBIUS, P. J.: Über die Einteilung der Krankheiten. Zbl. Nervenheilk. **15,** 289 (1892); Über SCHEFFELS Krankheit. Halle 1907. — MOELI, K.: Über psychische Störungen nach Eisenbahnunfällen. Berl. klin. Wschr. **1881,** 73. — MÖNKEMÖLLER, O.: Zur Geschichte der progressiven Paralyse. Z. Neur. **5,** 500 (1911). — MOLLWEIDE, K.: Symptomenkomplexe und Krankheitsbilder in der Psychiatrie. Z. Neur. **59,** 19 (1920). — MOORE, J. S.: Vorschläge zu einer logischen Ordnung der Geisteskrankheiten Amer. J. Insanity **67,** 619 (1911); ref. Z. Neur. (Ref. u. Erg.) **3,** 655 (1911). — MOOS, W.: Bemerkungen zum Versuch des strukturanalytischen, mehrdimensionalen Aufbaues der psychopathischen Persönlichkeit. Schweiz. Arch. Neur. **59,** 400 (1947). — MÜLLER, H.: Ref. über den „Bericht der Kommission in Sachen der Krankheitsnomenklatur". (Holl.) Ref. Zbl. Neur. **82,** 137 (1936). — MÜLLER, O.: Über die physiologische Grundlage einer Terminologie der Geistesstörungen. Allg. Z. Psychiatr. **20,** 371 (1863).

NEELE, E.: Die phasischen Psychosen usw. Leipzig 1949. — NEISSER, CL.: Über die Katatonie. Med. Diss. Stuttgart 1887; KAHLBAUMS Gruppierung der psychischen Krankheiten 1863. Jb. Psychiatr. **8,** 7 (1889). — NEUMANN, H.: Lehrbuch der Psychiatrie. Erlangen 1859.—NISSL, F.: Über die sogenannten funktionellen Geisteskrankheiten. Münch. med. Wschr. **1899,** 1453; Kritische Bemerkungen zu ZIEHENS Aufsatz: Über einige Lücken und Schwierigkeiten der Gruppierung der Geisteskrankheiten. Zbl. Nervenheilk. **26** (1903). — NITSCHE, P.: Irrenstatistik des Deutschen Vereins f. Psychiatrie 1932—1936. Allg. Z. Psychiatr. **102,** 377 (1934); **104,** 300 (1936); **105,** 339 (1937); **107,** 102 (1938).

OEBBECKE, A.: Vergleichende Übersicht der Klassifikationen der Psychosen. Med. Diss. Straßburg 1886. — OPPENHEIM, H.: Weitere Mitteilungen über die sich an Kopfverletzungen und Erschütterungen anschließenden Erkrankungen des Nervensystems. Arch. f. Psychiatr. **16,** 743 (1885); Der Krieg und die traumatischen Neurosen. Berl. klin. Wschr. **1915,** 257; Diskussionsbemerkung zu BONHOEFFERS Vortrag vom 14. 12. 1914 Arch. f. Psychiatr. **56,** 703 (1916). — ORTHNER, H.: Zur Frage des psychiatrischen Krankheitsbegriffes. Psyche **3,** 561 (1949/50).

PANDY, K.: Die Krankheiten des Denkens. Begriffe und Einteilung. Psychiatr.-neur. Wschr. **1922/23,** 43. — PESKER, D.: Klassifikation der kindlichen Psychosen und Neurosen. (Russ.) Ref. Zbl. Neur. **59,** 457 (1931). — PFISTER, H.: HERMANN EMMINGHAUS. Nekrolog. Allg. Z. Psychiatr. **61,** 455 (1904). — PICK, A.: Senile Hirnatrophie als Grundlage von Hirnerkrankungen. Wien. klin. Wschr. **1901**; Die neurologische Forschungsrichtung in der Psychopathologie. Berlin 1921; Historische Notizen zur Geschichte der Neurologie und Psychiatrie aus der englischen Literatur. Z. Neur. **91**, 233 (1924). — PILTZ, J.: Schweiz. Arch. Neur. **13**, 575 (1923). — PLATER, F.: Praxis medica. Basel 1625. — POPHAL, R.: Der Krankheitsbegriff in der Körpermedizin und Psychiatrie. Abh. Neur. usw. (Beiheft) **30**, 1 (1925); Zur Frage der Krankheitseinheit und Krankheitseinteilung. Z. Neur. **102**, 645 (1926). — POPPER, E.: Der schizophrene Reaktionstypus. Z. Neur. **62**, 194 (1920); Notiz zu KAHNS: Zur Frage des schizophrenen Reaktionstypus. Z. Neur. **68**, 61 (1921). — POHLISCH, K.: Der hyperkinetische Symptomenkomplex und seine nosologische Stellung. Berlin 1925.

REISS, E.: Konstitutionelle Verstimmung und Manisch-depressives Irresein. Z. Neur. **2**, 347 (1910). — RÉMOND, u. LAGRIFFE: Versuch der psychiatrischen Klassifikation. 1902; zit. nach ASCHAFFENBURG. — RÉPOND, A.: Die Revision des Begriffes der „konstitutionellen Psychopathie". Schweiz. Arch. Neur. **59**, 394 (1947). — RICKERT, H.: Grenzen der naturwissenschaftlichen Begriffsbildungen. 4. Aufl. S. 122 ff. — RITTERSHAUS, E.: Die klinische Stellung des manisch-depressiven Irreseins unter besonderer Berücksichtigung der Beziehungen zu organischen Gehirnkrankheiten und zur Epilepsie. Z. Neur. **56**, 10 (1920); Teil II. Z. Neur. **72**, 320 (1921). — ROEMER, H.: Eine Einteilung der Psychosen und Psychopathien usw. Z. Neur. **11**, 69 (1912); Zur Klassifikation der statistischen Kommission des deutschen Vereins für Psychiatrie. Psychiatr.-neur. Wschr. 1913/14, 227; Zur Methode der Irrenstatistik. Psychiatr.-neur. Wschr. 1913/14, 321. — ROESLE, E.: Die Klassifikation der Geisteskrankheiten für statistische Zwecke. Mschr. Psychiatr. **73**, 200 (1929). — ROTHACKER, E.: Schichten der Persönlichkeit. 3. verb. Aufl. Leipzig 1947. RÜMKE, H. C.: Über klinische Psychiatrie. Nosologische Einheit (KRAEPELIN), Rubrik, Diagnose. Psychiatr. Bl. (holl.) **36**, 647 (1932).

SAMT: Naturwissenschaftliche Methode in der Psychiatrie. Berlin 1874. — SANDER, W.: „Über eine spezielle Form der primären Verrücktheit". Arch. f. Psychiatr. **1**, 387 (1868). — SAVAGE, G. H.: Klinisches Lehrbuch der Geisteskrankheiten und der Psychoneurosen. Leipzig 1887. — SCHÄFER: Bemerkungen zur psychiatrischen Formenlehre. Allg. Z. Psychiatr. **36**, 214 (1880). — SCHEID, W.: Der Zeiger der Schuld in seiner Bedeutung für die Prognose involutiver Psychosen. Z. Neur. **150**, 528 (1934). — SCHILDER, P.: Entwurf zu einer Psychiatrie auf psychoanalytischer Grundlage. Leipzig, Wien, Zürich 1925. — SCHLÖSS, H.: Referat über die Änderung des offiziellen Diagnosenschemas für die statistischen Berichte der Irrenanstalten in Österreich. Jb. Psychiatr. **34**, 152 (1913). — SCHMIDT, G.: Der Wahn im deutschsprachigen Schrifttum der letzten 25 Jahre. (1914—1939). Zbl. Neur. **97**, 113 (1940). — SCHMITT, W.: MEYNERT, WERNICKE, KLEIST. Ein Beitrag zur Ideengeschichte der Psychiatrie. Med. Diss. Heidelberg 1949. — SCHNEIDER, C.: Psychologie und Psychiatrie. Arch. f. Psychiatr. u. Z. Neur. **78**, 522 (1926); Die Psychologie der Schizophrenen. Leipzig 1930. — SCHNEIDER, K.: Der Krankheitsbegriff in der Psychiatrie. Mschr. Psychiatr. **49**, 154 (1921); Über die Notwendigkeit einer dreifachen Fragestellung bei der systematischen Erfassung von Psychosen. Z. Neur. **91**, 200 (1924); Probleme der klinischen Psychiatrie. Leipzig 1932; Die Untergrunddepression. Fortschr. Neur. **17**, 429 (1949); Die psychopathischen Persönlichkeiten. 9. Aufl. Wien 1950; Klinische Psychopathologie. 3. Aufl. Stuttgart 1950. — SCHNIZER: Die Paranoiafrage. Z. Neur. (Ref.) **8**, 417 (1914). — SCHOLZ, W.: WALTER SPIELMEYER gestorben. Ein Bild seiner Lebensarbeit. Z. Neur. **153**, 1 (1935). — SCHOTTKY, J.: Über episodische Psychosen. Z. Neur. **152**, 34 (1935). — SCHRÖDER, J.: Über die Systematik der funktionellen Psychosen. Zbl. Nervenheilk. N. F. **32**, 903 (1909); SCHRÖDER, P.:

Zur Systematik in der Psychiatrie. Mschr. Psychiatr. **42**, 364 (1917); Degeneratives Irresein und degenerative Psychosen. Z. Neur. **60**, 119 (1920); Über Degenerationspsychosen (metabolische Erkrankungen). Z. Neur. **105**, 539 (1926); Die Lehren WERNICKEs in ihrer Bedeutung für die heutige Psychiatrie. Z. Neur. **165**, 38 (1939).— SCHÜLE, H.: Klinische Psychiatrie. 3. Aufl. Leipzig 1886; Klinische Beiträge zur Katatonie. Allg. Z. Psychiatr. **58**, 221 (1901). — SCHULTZ, J. H.: Vorschlag eines Diagnosenschemas. Zbl. Psychother. **12**, 97 (1940) — SEELERT, H.: Verbindung endogener und exogener Faktoren in dem Symptomenbilde und der Pathogenese von Psychosen. Berlin 1919; Krankheitsursachen in der Psychiatrie. Klin. Wschr. **1923**, 1389. — SERGIEVSKIJ, S.: Zur Klassifikation der Seelenerkrankungen. (Russ.) Ref. Zbl. Neur. **53**, 180 (1929). — SEROG, M.: Krankheitsgruppe und Krankheitseinheit. Z. Neur. **81**, 158 (1923). — SIEMENS, F.: Klinische Beiträge zur Lehre von den kombinierten Psychosen. Arch. f. Psychiatr. **10**, 128 (1880). — SIMON, TH., u. P. LARIVIÈRE: Versuch eines Beitrages zur psychiatrischen Nomenklatur. (Frz.) Ref. Zbl. Neur. **66**, 596 (1933). — SNELL: Über Monomanie als primäre Form der Seelenstörung. Allg. Z. Psychiatr. **22**, 368 (1865); Über die verschiedenen Formen des Wahnsinns. Allg. Z. Psychiatr. **30**, 319 (1874). — SOMMER, M.: Zur Kenntnis der Spätkatatonie. Z. Neur. **1**, 523 (1910). — SPECHT, G.: Über den pathologischen Affekt in der chronischen Paranoia. Erlangen und Leipzig 1901; Chronische Manie und Paranoia. Zbl. Nervenheilk. **28**, 590 (1905); Über die klinische Kardinalfrage der Paranoia. Zbl. Nervenheilk. **31**, 817 (1908); Zur Frage der exogenen Schädigungstypen. Z. Neur. **19**, 104 (1913). — SPECHT, W.: Über den Wert der pathologischen Methode in der Psychologie und die Notwendigkeit der Fundierung der Psychiatrie auf einer Pathopsychologie. Z. Pathopsychol. **1**, 4 (1912). — SPEER, E.: Endogen oder reaktiv? Ein Beitrag zur psychiatrischen Diagnostik und der Frage ihres Wertes für die Psychotherapie. Z. Neur. **145**, 668 (1933). — SPIELMEYER, W.: Zum Problem der Systemerkrankungen. Jb. Psychiatr. **51**, 256 (1934).— STAUDER, K. H.: Die tödliche Katatonie. Arch. Psychiatr. **102**, 614 (1934). — STEBLOW, E. M.: Das Problem der Klassifizierung der Epilepsieformen. Z. Neur. **142**, 335 (1932). — STENBERG, S.: Zur Frage der kombinierten Psychosen. Z. Neur. **129**, 724 (1930). — STERN, FR.: Über die Möglichkeit der psychiatrischen Diagnostik überhaupt. Z. Neur. **53**, 346 (1920). — STERTZ, G.: Die exogenen Reaktionsformen und organischen Psychosen. Einleitung. BUMKES Handbuch der Geisteskrankheiten. Bd. 7 Berlin 1928; Die Beziehungen von Krankheitsprozeß und Krankheitserscheinungen. Z. Neur. **127**, 783 (1930). — STOLTENHOFF: Die Einteilung der Geistesstörungen. Allg. Z. Psychiatr. **58**, 759 (1901). — STORCH, A.: Wandlungen der wissenschaftlichen Denkformen und „neue" Psychiatrie. Z. Neur. **107**, 684 (1927). — STRANSKY, E.: Dementia tardiva. Mschr. Psychiatr. Erg. H. 1 **18**, (1905); Zur Lehre von den kombinierten Psychosen. Allg. Z. Psychiatr. **63**, 73 (1906); Das manisch-depressive Irresein. ASCHAFFENBURGS Handbuch der Psychiatrie. Leipzig und Wien 1911; Zur Entwicklung und zum gegenwärtigen Stand der Lehre von der Dementia praecox (Schizophrenie). Z. Neur. **8**, 616 (1912); Die neue Richtung in der Psychopathologie. Mschr. Psychiatr. **50**, 135 (1921); Grenzen der phänomenologischen Erkenntnis in der Psychopathologie. Mschr. Psychiatr. **52**, 303 (1922).

THALBITZER, S.: Manischer Wahnsinn. Z. Neur. **1**, 341 (1910). — THAUSTEIN, J.: Über den ersten Versuch, Psychosen zu klassifizieren. Med. Diss. München 1936. — THIELE, R.: Über GRIESINGERS Satz: „Geisteskrankheiten sind Gehirnkrankheiten." Vortrag Berlin 1927; ref. Zbl. Neur. **46**, 758 (1927). — TILING: Über die Klassifikation der Geisteskrankheiten. Zbl. Nervenheilk. **2**, 93 (1879). — THOMSEN: Die akute Paranoia. Arch. f. Psychiatr. **45**, 803 (1909). — TURNER, J.: Die Klassifikation der Geisteskrankheiten. (Engl.) J. Ment. Sci., **58**, 9 (1912).

Urechia, C. I., u. A. Josephi: Ein Fall von essentieller Halluzinose. Z. Neur.
68, 141 (1921). — Urstein, M.: Die Dementia praecox und ihre Stellung zum
manisch-depressiven Irresein. Berlin und Wien 1909.

Vocke: Bericht der statistischen Kommission des Deutschen Vereins für
Psychiatrie. Psychiatr.-neur. Wschr. 1913/14, 1. — Vogt, C.: Topistik und
psychiatrische Klassifikation. Z. Neur. 101, 798 (1926); Die topistisch-patho-
architektonische Forschung in der Psychiatrie. Z. Neur. 100, 63 (1926). — Vogt,
C., u. O.: Wesen und orthologische Bedeutung der pathologischen Erscheinungen.
Nervenarzt 18, 97 (1947). — Vogt, H.: Die klinische Gruppierung der Epilepsie
Allg. Z. Psychiatr. 64, 421 (1907). — Vogt, O.: Psychiatrisch wichtige Tatsachen
der zoologisch-botanischen Systematik. Z. Neur. 101, 805 (1926); Psychiatrische
Krankheitseinheiten im Lichte der Genetik. Z. Neur. 100, 26 (1926). — Vorster:
Über die Vererbung endogener Psychosen in Beziehung zur Klassifikation. Mschr.
Psychiatr. 9, 161, 301, 367 (1901).

Wagner, W.: Vom gegenwärtigen Stand der Hirnpsychopathologie und ihrer
Abhängigkeit vom naturwissenschaftlichen Weltbild. Münch. med. Wschr. 1943,
254. — Weitz, J.: Zur Statistik der symptomatischen Schizophrenie. Dtsch. med.
Wschr. 1947, 38. — Weitbrecht, H. J.: Cyclothymie. Fortschr. Neur. 17, 437
(1949); Offene Probleme bei affektiven Psychosen. Nervenarzt 24, 187 (1953). —
v. Weizsäcker, V.: Grundfragen medizinischer Anthropologie. Tübingen 1948. —
Wernicke, C.: Über den wissenschaftlichen Standpunkt in der Psychiatrie. Kassel
1880; Vortrag: „Die Aufgaben der klinischen Psychiatrie." Breslau 1887; zit. bei
Neisser in: Gesammelte Aufsätze. S. 22. Berlin 1893; Grundzüge einer psychiatrischen Symptomenlehre. Gesammelte Aufsätze usw. Berlin 1893; Über die
Klassifikation der Psychosen. Allg. med. Zentralztg. 1899; Grundriß der Psych-
iatrie. Leipzig 1900. — Westphal, K.: Über die Verrücktheit. Allg. Z. Psychiatr.
34, 252 (1878); Einige Fälle von Erkrankung des Nervensystems nach Verletzungen
auf Eisenbahnen. Charité-Ann. 1878, 379. — White, W. A., u. F. M. Barnes: Ein
Plan zur Klassifizierung psychiatrischer Erkrankungen (Zählkartenvorschlag).
Amer. J. Insanity 69, 97 (1912); ref. Z. Neur. (Ref. u. Erg.) 6, 1097 (1913). —
Wille, L.: Versuch einer physiko-pathologischen Begründung und Einteilung der
Seelenstörungen. Neuwied 1863. — Wilmanns, K.: Die leichten Fälle des manisch-
depressiven Irreseins und ihre Beziehungen zu den Störungen der Verdauungs-
organe. Leipzig 1906; Zur Differentialdiagnostik der „funktionellen" Psychosen.
Zbl. Nervenheilk. 30, 569 (1907); Die Schizophrenie. Z. Neur. 78, 325 (1922);
Entwurf einer für die Reichsstatistik bestimmten Diagnosentabelle der Geistes-
krankheiten. Allg. Z. Psychiatr. 93, 223, 263 (1930). — Wollenberg, R.: Die
nosologische Stellung der Hypochondrie. Zbl. Nervenheilk. 28, 529 (1905). —
Wyrsch, J.: Über Mischpsychosen. Z. Neur. 159, 668 (1937); Ref. v. G. Langfeldt:
Die schizophreniformen Zustände. London 1939. Mschr. Psychiatr. 102, 362 (1939).

Ziehen, Th.: Leitfaden der physiologischen Psychologie. Jena 1891; Eine neue
Form der periodischen Psychosen. Mschr. Psychiatr. 3, 30 (1898); Über die Affekt-
störung der „Ergriffenheit" bei akuten Psychosen. Mschr. Psychiatr. 10, 310 (1901);
Die Entwicklungsstadien der Psychiatrie. Berl. klin. Wschr. 1904, 777; Über einige
Lücken und Schwierigkeiten der Gruppierung der Geisteskrankheiten. Mschr.
Psychiatr. 15, 147 (1904); Über den ätiologischen Standpunkt in der Psychiatrie.
Neurol. Zbl. 29, 1136 (1910); Psychiatrie. 4. Auflage. Leipzig 1911; Psychiatrie
und Philosophie. Mschr. Psychiatr. 63, 336 (1927). — Zutt, J.: Psychotherapeu-
tische Probleme. Interpretation oder Heilung. Die besondere Nosologie. Nervenarzt
19, 1 (1948); Das psychiatrische Krankheitsbild der Pubertätsmagersucht. Arch.
f. Psychiatr. u. Z. Neur. 180, 776 (1948).

Namenverzeichnis.

Sachverzeichnis.

Einführung in die Neurologie. Bau und Leistung des Nervensystems unter normalen und pathologischen Bedingungen. Von Professor Dr. **Oskar Gagel,** Nürnberg. Mit 172 Abbildungen. VII, 391 Seiten Gr.-8°. 1949.
Ganzleinen DM 30.60

Monographien aus dem Gesamtgebiete der Neurologie und Psychiatrie. Herausgegeben von **H. W. Gruhle,** Bonn, **H. Spatz,** Gießen, **P. Vogel,** Heidelberg

73. Heft: **Agnosie und Funktionswandel.** Eine hirnpathologische Studie. Von Dr. **E. Bay,** aplm. Professor für Neurologie und Psychiatrie, Oberarzt der Nervenabteilung der Ludolf-Krehl-Klinik Heidelberg. Mit 91 Textabbildungen. V, 194 Seiten Gr.-8°. 1950. DM 32.—

74. Heft: **Die Methylalkoholvergiftung** mit besonderer Berücksichtigung neuartiger Hirnbefunde. Von Dr. med. **Hans Orthner,** Privatdozent an der Universität Göttingen, Mitarbeiter des Max-Planck-Instituts für Hirnforschung Gießen. Mit 24 Abbildungen. IV, 95 Seiten Gr.-8°. 1950. DM 10.50

75. Heft: **Die Krampfschädigungen des Gehirns.** Von Professor Dr. **Willibald Scholz,** Direktor des Hirnpathologischen Institutes der Deutschen Forschungsanstalt für Psychiatrie, Max-Planck-Institut München. Mit 68 Textabbildungen VII, 116 Seiten Gr.-8°. 1951. DM 29.60

76. Heft: **Stammhirn und innere Erkrankungen.** Kasuistik, Statistik und Kritik am Beispiel Stammhirnstecksplitterverletzter. Von Dr. **Hans-Wilfrid Wedler,** apl. Professor an der Universität Heidelberg, Oberarzt der Medizinischen Klinik. Mit 66 Abbildungen. IV, 335 Seiten Gr.-8°. 1953. DM 69.—

77. Heft: **Über Weckamine.** (Pervitin und Benzedrin.) Von Dr. **H. Lewrenz** und Dr. **G. Bonhoff,** Hamburg. In Vorbereitung.

Hirnverletzungen. Mechanismus, Spätkomplikationen, Funktionswandel. Von Dr. **Walther Birkmayer,** em. Oberarzt der Universitätsklinik für Psychiatrie und Neurologie in Wien, ehem. Chefarzt des Hirnverletztenlazarettes Wien. Mit einem Geleitwort von Professor Dr. O. Pötzl, Wien. Mit 54 Textabb. IX, 292 Seiten Gr.-8°. 1951. (W) DM 27.—; Ganzl. DM 30.—

Die Psychiatrie der Hirngeschwülste und die cerebralen Grundlagen psychischer Vorgänge. Von Dozent Dr. med. **Hans Walther-Büel,** Psychiatrische Universitätsklinik, Zürich. Mit 2 Textabbildungen. VII, 226 Seiten Gr.-8°. 1951. (Acta Neurochirurgica, Supplementum II.) (W)
DM 19.50

Vorzugspreis für Abonnenten der „Acta Neurochirurgica" DM 17.50